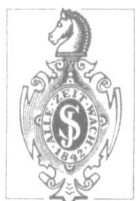

Pädiatrie: Weiter- und Fortbildung
Herausgegeben von H. Ewerbeck

Neuropädiatrie

Redaktion: F. Hanefeld

Unter Mitarbeit von
A. Kohlschütter   H. Siemes   U. Stephani

Springer-Verlag
Berlin Heidelberg New York 1981

Herausgeber
Prof. Dr. Hans Ewerbeck
Kinderkrankenhaus der Stadt Köln, Amsterdamer Straße,
5000 Köln 60 (Riehl)

Redakteur
Prof. Dr. Folker Hanefeld
Kinderklinik der FU Berlin, Kaiserin Auguste Victoria Haus,
Heubnerweg 6, 1000 Berlin 19

ISBN-13: 978-3-540-10939-6 e-ISBN-13: 978-3-642-68181-3
DOI: 10.1007/978-3-642-68181-3

CIP-Kurztitelaufnahme der Deutschen Bibliothek
Neuropädiatrie/Red.: F. Hanefeld. Unter Mitarb. von A. Kohlschütter ... -
Berlin; Heidelberg; New York: Springer, 1981.
(Pädiatrie)

NE: Kohlschütter, Alfried [Mitverf.]

Das Werk ist urheberrechtlich geschützt. Die dadurch begründeten Rechte, insbesondere die der Übersetzung, des Nachdruckes, der Entnahme von Abbildungen, der Funksendung, der Wiedergabe auf photomechanischem oder ähnlichem Wege und der Speicherung in Datenverarbeitungsanlagen bleiben, auch bei nur auszugsweiser Verwertung, vorbehalten.
Die Vergütungsansprüche des §54, Abs. 2 UrhG werden durch die ‚Verwertungsgesellschaft Wort', München, wahrgenommen.
© by Springer-Verlag Berlin Heidelberg 1981

Die Wiedergabe von Gebrauchsnamen, Handelsnamen, Warenbezeichnungen usw. in diesem Werk berechtigt auch ohne besondere Kennzeichnung nicht zu der Annahme, daß solche Namen im Sinne der Warenzeichen- und Markenschutz-Gesetzgebung als frei zu betrachten wären und daher von jedermann benutzt werden dürften.

2125/3140-543210

Geleitwort

Da die enorme Zunahme medizinischer Information jetzt auch in der Kinderheilkunde dazu geführt hat, daß das fachärztliche Wissen etwa alle acht Jahre zur Hälfte erneuerungsbedürftig ist, neigen viele Kollegen zur Resignation. Die offensichtliche Unmöglichkeit alle neuen Erkenntnisse schnell zu verarbeiten, führt zu einer Art Informationsabwehr. Man zieht sich auf die „eigenen Erfahrungen" zurück und beruhigt sein Gewissen durch die Annahme einer simplifizierten, oft durch bestimmte Interessenkreise manipulierten Fortbildung.
Das Bedürfnis nach laufender Fortbildung und nach Übersicht über das eigene Fachgebiet sollte aber nicht erlahmen. Unsere Fortbildung sollte nicht nur dem Zufall überlassen bleiben. Allerdings ist es auch dem Fortbildungswilligen heute neben seiner Tätigkeit in Klinik und Praxis kaum mehr möglich, aus dem Meer der Informationen das Wichtigste alleine herauszusuchen.
In dieser Lage bietet diese Reihe eine Hilfe an. Zahlreiche in der Kinderheilkunde auf Spezialgebiete konzentrierte Kollegen haben sich bereit erklärt, aus ihrem Fachgebiet für die Fortbildungswilligen die wichtigsten Fortschritte für Klinik und Praxis zu selektionieren, so daß sich der Leser auf ihr Fachwissen stützen kann.
Verlag und Herausgeber bemühen sich zusätzlich, diese Informationen so darzubieten, daß man sie ohne Zeitverlust und ohne die Lektüre unwesentlicher Einzelheiten aufnehmen und sich einprägen kann. Diese Fortschrittsberichte sollen in unregelmäßigen Abständen erscheinen und aus allen Spezialgebieten der Kinderheilkunde in gedrängter und systematischer Form das Wichtigste zur Darstellung bringen.

Heidelberg, Juni 1980 H. Ewerbeck

Vorwort

Die neurologischen Störungen im Kindesalter sind in den letzten Jahren zunehmend in den Mittelpunkt der pädiatrischen Arbeit getreten. Dies hat vielfältige Gründe. Einer davon ist die Tatsache, daß therapeutische Fortschritte in diesem Bereich nicht mit gleichem Erfolg zu erreichen sind als auf anderen Gebieten – etwa bei der Bekämpfung der Infektionskrankheiten. Es schien uns deshalb wichtig, neben den besser bekannten und häufiger abgehandelten Themenkreisen wie Cerebralparesen und Epilepsie auch spezielle neurologische Symptomenkomplexe (das muskuläre Hypotoniesyndrom), biochemische Störungen (die Sphingolipidosen) und Untersuchungsmethoden (Liquor cerebrospinalis) des ZNS zusammenfassend darzustellen.
Der derzeitige Wissensstand wurde komprimiert dargestellt, um dem Leser von den biochemischen und physiologischen Grundlagen aus einen Zugang zu den abgehandelten Themenkreisen zu ermöglichen. Die vorgelegten Artikel werden im Einzelfall durch die Einsicht in die zitierten Originalarbeiten zu ergänzen sein. Dies ist besonders der Fall bei den seltenen Sphingolipidosen und congenitalen Myopathien. Es war hier unsere Absicht, dem Leser eine Leitschiene von der Symptomatik über die Diagnostik zur Diagnose zu liefern. Nicht immer wird dies erfolgreich sein, besonders im Falle der muskulären Hypotoniesyndrome steht eine endgültige und definitive Klassifizierung noch aus.
Der Beitrag über die Aussagemöglichkeiten einer differenzierten Liquordiagnostik vermittelt den derzeitigen Wissensstand und gibt gleichzeitig einen Einblick in die pathogenetischen Vorgänge im Zentralnervensystem während der verschiedenartigen Erkrankungsformen.
Es ist unser besonderes Anliegen darauf hinzuweisen, daß eine detaillierte neurologische Diagnostik innerhalb der Pädiatrie nur auf der Basis einer fundierten pädiatrischen Untersuchung möglich ist. So ist dieser Band denn gedacht als eine

Hilfestellung für den Kinderarzt, dem sich spezielle neurologische Probleme präsentieren. Er soll ihm helfen, sein Wissen zu erweitern und gleichzeitig die Neuropädiatrie als der Pädiatrie zugehörig darstellen.

Dem Verlag und dem Herausgeber sei deshalb besonders gedankt dafür, daß er uns die Möglichkeit gegeben hat, neuropädiatrische Probleme in der Reihe „Pädiatrie: Weiter- und Fortbildung" zu veröffentlichen.

Berlin, September 1981   F. Hanefeld

Inhaltsverzeichnis

1	**Neurolipidosen** (A. Kohlschütter)	1
1.1	Einleitung	1
1.2	Neurolipidosen mit vorwiegend myelinärer Läsion („Krankheiten der weißen Substanz")	4
1.2.1	Infantile Leukodystrophie mit Myelinmangel im ZNS (M. Pelizaeus-Merzbacher Typ I, „klassischer Typ")	5
1.2.2	Kongenitale Leukodystrophie mit Myelinmangel im ZNS (M. Pelizaeus-Merzbacher Typ II, „konnataler Typ")	7
1.2.3	Weitere seltene Leukodystrophieformen (Unterformen des M. Pelizaeus-Merzbacher)	7
1.2.4	Globoidzellenleukodystrophie (M. Krabbe)	8
1.2.5	Kongenitaler peripherer Myelinmangel (congenital hypomyelination neuropathy)	9
1.2.6	Fibrinoide Leukodystrophie (M. Alexander)	9
1.2.7	Metachromatische Leukodystrophie (MLD, Sulfatidose)	11
1.2.8	Metachromatische Leukodystrophie mit multipler Sulfatasendefizienz (MLD-MSD, Mukosulfatidose)	14
1.2.9	Phytansäurespeicherkrankheit (M. Refsum, Heredopathia atactica polyneuritiformis)	15
1.2.10	Adrenoleukodystrophie	16
1.2.11	Spongiöse Degeneration des Nervensystems (M. Canavan van-Bogaert-Bertrand)	18
1.2.12	Seltene sudanophile Leukodystrophieformen	20
1.3	Neurolipidosen mit vorwiegender Läsion des neuronalen Perikaryons („Krankheiten der grauen Substanz")	20
1.3.1	Gangliosidosen	23
1.3.2	Sialidasemangel	29

1.3.3	Glukozerebrosidose (M. Gaucher)	29
1.3.4	Sphingomyelinose (M. Niemann-Pick)	31
1.3.5	Ceramidtrihexosidose (M. Fabry, M. Fabry-Anderson)	34
1.3.6	Ceramidose (Lipogranulomatose, M. Farber)	36
1.3.7	Neuronale Ceroidlipofuszinosen (NCL), "Batten's Disease"	36

2 Muskuläre Hypotonie im Kindesalter – Pathophysiologie und Klinik
(U. Stephani und F. Hanefeld) 40

2.1	Einleitung	40
2.2	Definition des Muskeltonus	40
2.3	Klinische Anatomie, Physiologie und Biochemie des Muskeltonus	41
2.3.1	Skelettmuskulatur	41
2.3.2	Segmental-neurale Kontrolle von Muskeltonus	47
2.3.3	Spinale Einflüsse auf den Muskeltonus	51
2.3.4	Supraspinale Einflüsse auf den Muskeltonus	52
2.4	Krankheitsbilder und klinische Syndrome mit Muskelhypotonie	57
2.4.1	Erkrankungen mit überwiegend myogener Hypotonie	58
2.4.2	Erkrankungen mit überwiegend neurogener Hypotonie	73
2.4.3	Chromosomale/genetische Syndrome mit Hypotonie	78
2.4.4	Bindegewebserkrankungen und Hypotonie	79
2.4.5	Internpädiatrische Erkrankungen und Hypotonie	79
2.4.6	Muskelhypotonie und -schwäche im Kindesalter – Assoziierte Symptome	80
2.4.7	Empfohlenes diagnostisches Vorgehen bei muskulärer Hypotonie im Kindesalter	81
2.4.8	Skelettmuskelhypotonie: Synopsis möglicher Störungslokalisationen, Begleitsymptome und Diagnosen	82

3	**Liquor cerebrospinalis:**	
	Enzym- und Proteindiagnostik (H. Siemes)	85
3.1	Liquorenzyme	85
3.1.1	GOT und LDH	86
3.1.2	CPK	86
3.1.3	Lysozym	87
3.1.4	Andere Enzyme	87
3.2	Liquorproteine	88
3.2.1	Ergebnisse elektrophoretischer Methoden	88
3.2.2	Ergebnisse radioimmunologischer Methoden	93
3.3	Zusammenfassung	98

Mitarbeiterverzeichnis

Prof. Dr. Alfried Kohlschütter
Universitäts-Krankenhaus Eppendorf, Kinderklinik,
Martinistraße 52, 2000 Hamburg 20

Priv.-Doz. Dr. Hartmut Siemes
Kinderklinik der FU Berlin, Kaiserin Auguste Victoria
Haus, Heubnerweg 6, 1000 Berlin 19

Dr. Ulrich Stephani
Kinderklinik der FU Berlin, Kaiserin Auguste Victoria Haus,
Heubnerweg 6, 1000 Berlin 19

1 Neurolipidosen

(A. Kohlschütter)

1.1 Einleitung

Unter Neurolipidosen versteht man angeborene Defekte des Lipidstoffwechsels, die zu Schäden am zentralen oder peripheren Nervensystem führen. Eine Reihe dieser Erkrankungen, aber nicht alle, können als *Lipidspeicherkrankheiten* bezeichnet werden. Die meisten dieser Erkrankungen werden im Kindes- und Jugendalter manifest, sind unheilbar und führen nach mehr oder weniger rascher Progredienz zum Tode. Die relative Seltenheit, die Kompliziertheit und die häufige therapeutische Aussichtslosigkeit dieser Erkrankungen dürfen nicht dazu führen, sie in der alltäglichen Praxis außer Betracht zu lassen. *Jeder praktisch tätige Arzt muß die Verdachtsdiagnose einer Neurolipidose stellen können.* Nur dann ist es dem Spezialisten möglich, rechtzeitig eine endgültige, biochemisch untermauerte Diagnose zu stellen. Die definitive Abklärung ist oft die Voraussetzung für die Prognosestellung, die genetische Beratung und die Möglichkeit einer *pränatalen Diagnostik,* wodurch den betroffenen Familien entscheidend geholfen werden kann.

In denjenigen Fällen, wo eine pränatale Diagnose möglich ist, handelt es sich in der Regel um bekannte, meist lysosomale Enzymdefekte, die *in gezüchteten Zellen der Amnionflüssigkeit* nachgewiesen werden. Der Nachweis des vollständigen Enzymdefektes in den Amnionzellen und damit die Diagnose der Krankheit im Fetus geschieht bei einer wachsenden Zahl von Neurolipidosen mit hoher Sicherheit. Geringer ist häufig die Treffsicherheit beim biochemischen Nachweis einer Heterozygotie. Obwohl die *Zellen von heterozygoten Überträgern* grundsätzlich *etwa die Hälfte der normalen Enzymaktivität* aufweisen, kommt es zu Überlappungen zwischen den Aktivitäten normaler und heterozygoter Individuen. Eine Einteilung der zahlreichen Formen kann nach klinischen Gesichtspunkten erfolgen. Dabei wären vor allem das Erkrankungsalter (angeborene, infantile, juvenile Formen), die Art und Geschwindigkeit der Progredienz und das Vorliegen somatischer Stigmata (Organomegalie, Skelettveränderungen) zu berücksichtigen. Eine solche, für differentialdiagnostische Überlegungen brauchbare Einteilung hat den Nachteil, pathogenetisch sehr unterschiedliche Krankheiten zusammenzufassen und wesensverwandte Störungen auseinanderzureißen.

Eine Einteilung nach biochemischen Gesichtspunkten drängt sich auf, da es sich bei allen Neurolipidosen um Stoffwechselstörungen handelt und weil bei einer Reihe von Lipidspeicherkrankheiten der genetische enzymatische Defekt und die Art des gespeicherten Lipids exakt definiert werden konnten. Unser Unwissen ist jedoch noch zu groß, und die Möglichkeiten chemischer Störungen zu unübersichtlich, um ein solches Ordnungsprinzip sinnvoll erscheinen zu lassen.

Die in diesem Kapitel verwendete *pathogenetische Einteilung* der Neurolipidosen zielt darauf ab, eine gedankliche Verbindung von der molekularen oder zellulären Störung zum klinischen Symptom herzustellen. Sie erlaubt die Einordnung von noch unaufgeklärten Störungen, fördert das Verständnis vom Wesen der Krankheiten und hilft auch bei den praktisch-diagnostischen Überlegungen.

Bei vielen Neurolipidosen betrifft die Läsion (zumindest bei Beginn der Erkrankung) ganz vorwiegend eine von zwei bestimmten Strukturen des Nervensystems: Entweder die lipidreichen Markscheiden des zentralen oder peripheren Nervensystems („white matter disease", „Myelinkrankheiten", „Leukodystrophien im weiteren Sinne") oder die neuronalen Perikarya („gray matter disease", „zellständige Neurolipidosen"). Entsprechend sind die Frühsymptome einer Neurolipidose häufig entweder dem *primär myelinären Läsionstyp* zuzuordnen (gestörte Erregungsfortleitung entlang der langen Nervenbahnen *mit anfangs vorwiegend motorischen Symptomen*) oder dem Typ der *primären Läsion des Perikaryons* (gestörte Erregungsbildung und -übertragung der Neuronen *mit frühzeiti-*

Tabelle 1.1. Allgemeine Symptome bei Neurolipidosen

	Primär myelinäre Läsion „Krankheiten der weißen Substanz" (Leukodystrophien)	*Primäre Läsion des neuronalen Perikaryons* „Krankheiten der grauen Substanz"
Früh	Bewegungsstörungen Spastik Babinski-Zeichen Hyperreflexie/ Reflexverlust	Demenz Visusverlust Krämpfe EEG-Veränderungen
Spät	Demenz (Krämpfe) Visusverlust	Bewegungsstörungen Spastik Babinski-Zeichen Ataxie

gem intellektuellem Abbau). Im späteren Krankheitsverlauf wird dann auch das jeweils andere System ergriffen. Die allgemeinen Zusammenhänge zwischen Läsionstyp und Symptomatik sind in schematischer, aber klinisch oft nützlicher Weise in Tabelle 1.1 dargestellt.
Bei der Abklärung des Verdachtes auf eine Neurolipidose muß man sich Fragen vorlegen, die in Tabelle 1.2 aufgeführt sind. Angaben zu diesen Fragen sind eine wesentliche Stimulation für den Spezialisten (Pathologen, Biochemiker), die z. T. aufwendigen Studien durchzuführen.
Hilfsuntersuchungen, die zu erwägen sind, finden sich in Tabelle 1.3. Wie eingreifend und wie aufwendig die Diagnostik sein soll, hängt oft davon ab, wie dringlich eine genetische Beratung ist (weiterer Kinderwunsch vorhanden oder für die Zukunft zu vermuten).

Tabelle 1.2. Diagnostische Fragen bei Verdacht auf Neurolipidosen

1. *Progredienz* des Leidens erkennbar? (Verlust erworbener Fähigkeiten? „Hirndegenerativer Prozeß", Abgrenzung gegen frühkindlichen Hirnschaden; Fotoalbum der Familie)
2. *Alter bei Beginn* der Symptome?
3. *Familiäre Fälle? Blutsverwandtschaft* der Eltern oder Verdacht hierauf (Herkunft aus dem gleichen Dorf, häufig bei Gastarbeiterkindern)?
4. *Extraneurale Stigmata* (Haut, Skelett)?
5. *Organvergrößerungen* (Herz, Leber, Milz)?

Tabelle 1.3. Hilfsuntersuchungen bei der Abklärung von Neurolipidosen

1. Blut		*Blutausstrich* (vakuolisierte Lymphozyten)
		Leukozytenisolierung (lysosomale Enzyme)
		Lymphozytenisolierung für die Elektronenmikroskopie (Einschlußkörper)
2. Urin		*Lysosomale Enzyme* (z. B. fehlende Arylsulfatase A bei metachromatischer Leukodystrophie)
		Metachromatische Substanzen (qualitativer Nachweis)
		Lipide (quantitativ in 24-h-Menge)
3. Liquor		*Gesamteiweiß* (erhöht bei einigen Leukodystrophien)
		Elektrophoresemuster (Schrankenstörung; Ausschluß vermehrter Antikörperbildung im ZNS)
4. Röntgen		*Skelett* (Dysostosis multiplex)
		Organvergrößerungen (Herz, Leber, Milz)
5. CTG des Gehirns		*Hypodensität der weißten Substanz* (bei Leukodystrophien)[a, b]

Tabelle 1.3 *(Fortsetzung)*

6. Neurophysiologie	*Nervenleitgeschwindigkeit* (vermindert bei Myelinerkrankungen) *EEG* (gelegentlich charakteristisch, besonders bei Ceroidlipofuszinosen) *Elektroretinogramm* („amaurotische Idiotien")
7. Biopsien	*Haut* (lysosomale Enzyme in gezüchteten Hautfibroblasten, Elektronenmikroskopie[c]) *Rektum* (Speicherung in neuronalen Perikarya des Plexus myentericus bei Sphingolipidosen, in allen Zellen bei Ceroidlipofuszinosen) *Appendix* (falls zufällig Appendektomie erforderlich) *Peripherer Nerv* (N. suralis; typische Veränderungen bei Leukodystrophien, sekundäre Veränderungen bei anderen Lipidosen) *Leber* (falls zur Hepatomegalieabklärung durchgeführt: Lipide und Enzyme in Stichbiopsie, besonders bei M. Gaucher, M. Niemann-Pick) *Gehirn* (selten indiziert, praktisch nur bei dringlicher genetischer Beratung und Verdacht auf M. Alexander, spongiöse Degeneration des ZNS)[d]

[a] Greenberg et al. 1977. [b] Willemse et al. 1978. [c] Martin et al. 1978. [d] MacGregor et al. 1978

Literatur

Hilfsuntersuchungen bei der Abklärung von Neurolipidosen
1. Greenberg HS, Halverson D, Lanf B (1977) CT scanning and diagnosis of adrenoleukodystrophy. Neurology 27 : 884–886
2. MacGregor DL, Humphrey RP, Becker LE (1978) Brain biopsies for neurodegenerative disease in children. J Pediatr 92 : 903–905
3. Martin JJ, Ceuterick C (1978) Morphological study of skin biopsy specimens: A contribution to the diagnosis of metabolic disorders with involvement of the nervous system. J Neurol Neurosurg Psychiatry 41 : 232–248
4. Willemse JL, van Dorssen JG, de Haas G, Blikkendaal-Lieftinck LF, Straks W, Staal GEJ, Kits van Waveren LEA (1978) Computerized axial tomography and cerebral scintigraphy in leukodystrophy. Arch Neurol 35 : 603–607

1.2 Neurolipidosen mit vorwiegend myelinärer Läsion („Krankheiten der weißen Substanz")

Die Markscheiden des Nervensystems bestehen aus den komplex gebauten, *lipidreichen Myelinmembranen,* die in unterschiedlicher Dicke und Ausdehnung um die Axonen gewickelt sind. Ihre *Funktion* besteht in der *elektrischen Isolierung der Axone,* wodurch eine raschere, saltatorische

Erregungsfortleitung möglich wird. Die Myelinmembranen werden im Zentralnervensystem von den Obligodendrozyten, im peripheren Nervensystem von den Schwann-Zellen gebildet und bleiben stets unmittelbarer Fortsatz dieser myelinbildenden Zellen.

Die Intaktheit des Myelins hängt von mehreren Faktoren ab, die alle gestört sein und zu den Myelinkrankheiten Anlaß geben können. So kann die Syntheseleistung der myelinbildenden Zellen aus genetischen, metabolischen oder toxischen Gründen vermindert sein *(Hypomyelination)*. Das fertige, kompakte Myelin ist relativ stabil, solange die Vitalität der mit ihm zusammenhängenden myelinbildenden Zellen garantiert ist. Zu krankhaftem Zerfall von Myelin *(Demyelination)* kann es kommen, wenn die Myelinmembran infolge eines Stoffwechseldefekts abnorm zusammengesetzt ist (Dysmyelination) oder äußere aggressive Faktoren (z. B. ein Hirnödem) darauf einwirken.

Diejenigen Myelinkrankheiten des Menschen, die zu den Neurolipidosen gehören oder ihnen nahestehen, sind in Tabelle 1.4 aufgeführt und ihrem primären pathogenetischen Mechanismus zugeordnet.

1.2.1 Infantile Leukodystrophie mit Myelinmangel im ZNS (M. Pelizaeus-Merzbacher Typ I, „klassischer Typ")

Definition: Genetische degenerative Erkrankung der weißen Substanz mit regionaler Hypomyelination. Beginn im Säuglingsalter.

Klinik: Erste Symptome sind Kopfwackeln und grobschlägiger ***Nystagmus bei männlichen Säuglingen*** mit ***verlangsamter statomotorischer Entwicklung.*** Allmähliches Hervortreten von deutlicher ***zerebellarer Ataxie,*** von ***Choreoathetose,*** besonders an Gesicht und Armen, und ***Spastizität*** der Beine. Entstehung schwerer motorischer Behinderung und Dysarthrie bei relativ milder Demenz. Nach dem fünften Lebensjahr sehr langsame Progredienz und Tod im frühen Erwachsenenalter.

Genetik: Wahrscheinlich ***X-chromosomal-rezessives Erbleiden*** mit gelegentlicher heterozygoter Expression bei weiblichen Personen.

Pathologische Anatomie: Hervorstechende Atrophie und Sklerose der weißen Substanz des Groß- und Kleinhirns. Ausreichend myelinisierte „Inseln" in der Nähe von Blutgefäßen verursachen ein typisches „getigertes" Aussehen der weißen Substanz. Neuronen mit Axonen sind unversehrt. Nur geringe Mengen an sudanophilen Myelinabbauprodukten nachweisbar.

Tabelle 1.4. Neurolipidosen mit vorwiegend myelinärer Läsion

Pathogenesetyp	Krankheit	Seite
Hypomyelination *Primäre Hypomyelination* (Synthesestörung myelinbildender Zellen) Oligodendrozyten genetisch gestört	Infantile Leukodystrophie mit zentralem Myelinmangel (M. Pelizaeus-Merzbacher Typ I) Kongenitale Leukodystrophie mit zentralem Myelinmangel (M. Pelizaeus-Merzbacher Typ II) Seltene Unterformen der Leukodystrophie Pelizaeus-Merzbacher	5 7 7
Oligodendrozyten toxisch-genetisch gestört	Globoidzellenleukodystrophie (M. Krabbe)	8
Schwann-Zellen genetisch gestört	Kongenitaler peripherer Myelinmangel	9
Sekundäre Hypomyelination (Synthesestörung bei extramyelinären Defekten) Astrozyten genetisch gestört (?)	Fibrinoide Leukodystrophie (M. Alexander)	
Demyelination *Primäre Demyelination* Myelinmembran spezifisch abnorm	Metachromatische Leukodystrophie Metachromatische Leukodystrophie mit multipler Sulfatasendefizienz Phytansäurespeicherkrankheit (M. Refsum) Adrenoleukodystrophie Spongiöse Degeneration	11 14 15 16 18
Myelinmembran normal oder unspezifisch abnorm	Weitere seltene sudanophile Leukodystrophien	20
Sekundäre Demyelination	(in Spätstadien von Neurolipidosen mit primärer Läsion des Perikaryons)	

Biochemie und Pathogenese: Myelin und myelintypische Lipide (Zerebrosid und Sulfatid) im Gehirn eines Patienten waren auf weniger als 10% der Norm reduziert. Die gereinigten Lipide enthielten einen erheblich verminderten Anteil von Alphahydroxyfettsäuren und besonders von langkettigen Fettsäuren. Es wird vermutet, daß ein *Defekt des fettsäureverlängernden Enzymsystems* im endoplasmatischen Retikulum *der Oligodendrozyten* eine pathogenetische Rolle spielt (primäre Hypomyelination). Ein genetischer Defekt dieser Art ist bei der „Quaking"-Leukodystrophie der Maus bekannt.

Diagnostik: **Hirnbiopsie** mit ausreichender Gewinnung von weißer Substanz möglicherweise diagnostisch.

Pränatale Diagnostik: Bei einer Schwangerschaft mit nachgewiesenem spezifischem Risiko (mehrere familiäre typische männliche Fälle, ein vorausgegangenes Kind neuropathologisch restlos abgeklärt) kann die intrauterine Geschlechtsdiagnose und der Abort männlicher Früchte erwogen werden.

Literatur

M. Pelizaeus-Merzbacher, Übersicht über mehrere Formen
1. Seitelberger F (1970) Pelizaeus-Merzbacher disease. In: Vinken PJ, Bruyn GW (eds) Handbook of clinical neurology, vol 10 North-Holland, Amsterdam, pp 150–202

Morphologische und biochemische Studien
2. Bourre JM, Bornhofen JH, Araou CA, Daudu O, Baumann NA (1978) Pelizaeus-Merzbacher disease: Brain lipid and fatty acid composition. J Neurochem 30 : 719–727
3. Watanabe J, Patel V, Goebel HH, Siakotos AN, Zeman W, Demyer W, Dyer JS (1973) Early lesions of *Pelizaeus-Merzbacher* disease: Electron microscopic and biochemical study. J Neuropathol Exp Neurol 32 : 313–333

1.2.2 Kongenitale Leukodystrophie mit Myelinmangel im ZNS (M. Pelizaeus-Merzbacher Typ II, „konnataler Typ")

Dieser Typ entspricht weitgehend dem vorausgehend beschriebenen Typ I, ist schon bei Geburt bemerkbar und führt in der frühen Kindheit zum Tod. Der männliche Säugling entwickelt sich psychomotorisch überhaupt nicht. Nystagmus und Hyperkinesen treten bald hervor, Spastizität der Beine später. Der neuropathologische Befund ist wie bei Typ I.

1.2.3 Weitere seltene Leukodystrophieformen (Unterformen des M. Pelizaeus-Merzbacher)

Typ III: Klinisch zwischen Typ I und II
Typ IV: Adulter Typ
Typ V: Verschiedene unklassifizierbare Fälle
Typ VI: **Identisch mit dem *Cockayne-Syndrom*** (intrauterine Dystrophie, Zwergwuchs und Progerie mit neurologischen Störungen)

1.2.4 Globoidzellenleukodystrophie (M. Krabbe)

Definition: Genetische, degenerative, rasch progrediente Säuglingserkrankung vorwiegend der weißen Substanz mit Lipidspeicherung in Riesenzellen. Varianten mit protrahierterem Verlauf.

Klinik: Die Krankheit beginnt meist im ersten Lebenshalbjahr mit dem Verlust bereits erworbener psychomotorischer Fähigkeiten und führt vor dem Ende des zweiten Jahres zum Tode. Frühsymptome sind Irritabilität, *Hyperexzitabilität* (besonders fehlendes Adaptieren an wiederholte akustische Reize, sog. *Hyperakusis*), *Spastizität und Krämpfe*. Später kommt es zur *Optikusatrophie* mit Erblindung, *Taubheit* und Dezerebrierungsstarre. Es entwickelt sich eine periphere Neuropathie mit Verlust der Sehnenreflexe, Pseudobulbärparalyse und herabgesetzter Nervenleitgeschwindigkeit. Das Liquoreiweiß ist erhöht. Als Varianten wurden kongenitale, juvenile und adulte Formen beschrieben.

Genetik: Autosomal-rezessives Erbleiden ohne besondere rassische Bevorzugung.

Pathologische Anatomie: Diffuser schwerer Myelinmangel im Gehirn und Rückenmark. Mehrkernige Riesenzellen mit PAS-positivem Inhalt (Globoidzellen) in der weißen Substanz, Lungen, Milz, Lymphknoten. Segmentale Demyelination peripherer Nerven mit PAS-positivem, kristallinem Einschlußmaterial.

Biochemie: Genetisch bedingte *Aktivitätsverminderung der Galaktozerebrosidase* in den Organen führt zur Akkumulation von Cerebrosid in den Globoidzellen. Zu einer deutlichen Zerebrosidspeicherung im Nervengewebe kommt es jedoch nicht, da der Myelin- und Lipidgehalt insgesamt drastisch erniedrigt ist. Die Zusammensetzung der Myelinmembran ist normal.

Pathogenese: Die ausgesprochene Hypomyelination beruht offenbar auf einer Schädigung der Oligodendrozyten durch lokale Anhäufung von galaktosehaltigen, gewebstoxischen Metaboliten (z. B. Psychosin), die sonst ebenfalls von der Galaktozerebrosidase abgebaut werden.

Diagnostik: Die Verdachtsdiagnose beim Säugling beruht auf der raschen Progredienz eines neurologischen Leidens mit sowohl zentralnervösen als auch periphernervösen Symptomen und *erhöhtem Liquoreiweiß*. Die periphere *Nervbiopsie ist charakteristisch*. Das *Fehlen der Galaktozerebrosidase ist in Leukozyten und* gezüchteten *Hautfibroblasten* nachweisbar, doch erfordert die enzymatische Diagnostik des M. Krabbe besonders viel Erfahrung und Verwendung radioaktiv markierter natürlicher Substrate. Kürzlich wurde auch ein chromogenes künstliches Substrat beschrieben. Bei Anlage einer Fibroblastenkultur aus Hautbiopsiematerial ist auch eine elektronenmikroskopische Untersuchung sinnvoll, da sich in Fibroblasten und Schwann-Zellen der Kutis Einschlußkörper finden.

Pränatale Diagnostik: Sie wurde mehrfach durch Untersuchung gezüchteter Amnionzellen durchgeführt.

Heterozygotentest: Möglich an Leukozyten und Fibroblasten, problematisch.

Literatur

M. Krabbe allgemein
1. Suzuki K, Suzuki Y (1978) Globoid cell leukodystrophy (Krabbe's disease). In: Stanbury JB, Wyngaarden JB, Fredrickson DS (eds). The metabolic basis of inherited disease, 4th edn. McGraw-Hill, New York, pp 747–769

Enzymologie
2. Besley GTN (1978) The use of natural and artificial substrates in the prenatal diagnosis of Krabbe's disease. J Inherited Metab Dis 1 : 115–118
3. Svennerholm I (1978) Diagnoses of the sphingolipidoses with labelled natural substrates. Adv Exp Med Biol 101 : 689–706

1.2.5 Kongenitaler peripherer Myelinmangel (congenital hypomyelination neuropathy)

Eine Beobachtung aus dem Kapitel der peripheren Neuropathien (Kap. 2.4.2) sei hier nur erwähnt, weil sie im Rahmen der pathogenetisch orientierten Systematik der Myelinkrankheiten den Mechanismus „primäre Hypomyelination bei Stoffwechselstörung der Schwann-Zellen" repräsentiert. Es handelte sich um eine schwere Neuropathie eines 5jährigen Mädchens, bei der die stark vermehrten Schwann-Zellen fast kein Myelin gebildet hatten.

Literatur

1. Kennedy WR, Sung JH, Berry JF (1977) A case of congenital hypomyelination neuropathy; Arch Neurol 34 : 337–345

1.2.6 Fibrinoide Leukodystrophie (M. Alexander)

Definition: Sehr seltene degenerative Erkrankung des zentralen Nervensystems mit astrozytären Speicherprozessen und Hypomyelination. Infantile und juvenile Formen.

Klinik: Bei der infantilen Form fällt bei Geburt oder in den ersten Monaten ein zu ***großer Kopf*** auf, ohne daß ein Hydrozephalus o. ä. nachweisbar ist (Megalenzephalie). Zunehmender ***Rückstand der psychomotorischen Entwicklung*** im ersten Lebensjahr, generalisierte und fokale Anfälle. Keine periphere Neuropathie (Nervenbiopsie unauffällig), Liquoreiweiß normal. Im zweiten Lebensjahr entwickelt sich eine ***Dezerebrationsstarre,*** die bald zum Tode führt.

Die juvenile Form beginnt im Alter von 7 bis 14 Jahren mit bulbären Paresen, wechselnden spastischen Symptomen und Ataxie bei lange erhaltenen geistigen Fähigkeiten. In den nächsten Jahren deutliche Progredienz.

Sogenannte adulte Formen stellen wahrscheinlich andere Krankheiten dar.

Genetik: (Vermutlich) autosomal-rezessives Erbleiden.

Pathologische Anatomie: Dichte Akkumulation eosinophiler, amorpher („fibrinoider") Massen in Form von sog. Rosenthal-Fasern vorwiegend in der weißen Substanz, etwas weniger im Kortex. Ausgeprägter Myelinmangel. In den befallenen ZNS-Regionen erhebliche astrozytäre Gliose ohne phagozytierende Zellen.

Pathogenese: Rosenthal-Fasern werden auch bei anderen Krankheiten mit langdauernder reaktiver astrozytärer Gliose und in Astrozytomen beobachtet. Bei M. Alexander entstehen sie wahrscheinlich durch einen genetischen Stoffwechseldefekt in den Astrozyten, entweder durch Überproduktion von Fasermaterial oder durch einen gestörten Abbau des Materials. Durch die Abnormität der Astrozyten ist deren trophische Funktion gestört und (mindestens in den infantilen Fällen) die Myelinsynthese vermindert (sekundäre Hypomyelination).

Diagnostik: Die Diagnose kann bei echter Megalenzephalie und der genannten neurologischen Symptomatik vermutet werden. ***Computertomographisch verminderte Densität der weißen Substanz.*** Bestätigung nur durch ***Hirnbiopsie*** mit Gewinnung von weißer Substanz und Nachweis der Rosenthal-Fasern.

Literatur

M. Alexander, Übersicht
1. Russo LS Jr, Aron A, Anderson J (1976) Alexander's disease: A report and reappraisal. Neurology 26 : 607–614

Diagnose intra vitam
2. Cole G, de Villiers F, Proctor NSF, Freiman I, Bill P (1979) Alexander's disease: Case report including histopathological and electron microscopic features. J Neurol Neurosurg Psychiatry 42 : 619–624

1.2.7 Metachromatische Leukodystrophie (MLD, Sulfatidose)

Definition: Genetische, degenerative Erkrankung der weißen Substanz mit Speicherung von Sulfatid bei Mangel an Zerebrosidsulfatase; mehrere Verlaufsformen mit Beginn im Kindes- und Erwachsenenalter. Eine Variante mit Stigmata einer Dysostosis multiplex und zusätzlichen enzymatischen Defekten (Mukosulfatidose) wird gesondert beschrieben (S. 14).

Klinik: Die Symptomatik ist bei den verschiedenen Verlaufsformen der MLD unterschiedlich.
Eine *kongenitale Form,* bei der die Patienten im Alter von Tagen bis Wochen sterben, und eine Form mit *infantilem Beginn* sind ungenügend untersucht.
Die *spätinfantile Form* ist am häufigsten. Nach vollständig unauffälliger Säuglingsentwicklung treten *um das Ende des ersten Lebensjahres* leichte, *progrediente motorische Symptome* auf mit Gehstörungen, Muskelhypotonie und Reflexverlusten. Die *Nervenleitgeschwindigkeit* ist *herabgesetzt,* das Liquoreiweiß manchmal erhöht. Später entwickeln sich Spastizität, Athetosen, grobschlägiger Tremor, Bulbärparalyse, Blindheit, Taubheit und Demenz. Trotz weit fortgeschrittener Lähmungen bleibt das emotionelle Reaktionsvermögen lange erhalten. Krämpfe sind selten. Tod nach langdauerndem Dezerebrationsstadium im Alter von 4–8 Jahren.
Bei der *juvenilen Form* treten die ersten Symptome *nach 4 oder mehr Jahren* auf: Verschlechterung in der Schule, *emotionelle Instabilität,* ungewohnte Launenhaftigkeit, leichte Sehstörungen. Der weitere Verlauf mit progredienten *motorischen Störungen* und relativ besser erhaltener emotioneller Reaktionsfähigkeit ähnelt der spätinfantilen Form. Völlige Hilflosigkeit tritt noch in der Jugend ein.
Die *adulte Form* beginnt in der zweiten Dekade oder später mit rein psychiatrischen Symptomen, wie *Wesensveränderung, Apathie* und *emotionellen Ausbrüchen.* Später folgen paralytische Symptome und Demenz. Der Verlauf kann sich über Jahrzehnte erstrecken.

Genetik: Autosomal-rezessives Erbleiden mit weltweiter Verbreitung. Die verschiedenen Verlaufsformen sind offenbar distinkte genetische Krankheiten. Nur in einer Familie traten die spätinfantile und die juvenile Form nebeneinander auf. Bei gesunden Angehörigen einer Familie mit spätinfantiler MLD wurden unterschiedliche biochemische Abnormitäten (unterschiedlich verminderte Aktivität der Sulfatidase) gefunden. Dies läßt sich durch die Annahme mehrerer Allele für das Strukturgen der Sulfatidase erklären.

Pathologische Anatomie: Diffuse Demyelination im zentralen und peripheren Nervensystem mit Ablagerung von metachromatisch anfärbbaren Lipiden (Sulfatid) auch in Nierentubuli, Leber und Gallenblase. Neben den schweren Veränderungen des Myelins nehmen einige Nervenzellen an dem Lipidspeicherprozeß teil (Nucleus dentatus des Kleinhirns).

Biochemie: Genetisch bedingte *Aktivitätsverminderung der lysosomalen Zerebrosidsulfatase* führt zu den charakteristischen Ablagerungen von Sulfatid (Zerebrosidsulfat). Die Aktivitätsverminderung beruht nicht auf einem Fehlen des Enzyms, da sich mit immunologischen Methoden die Anwesenheit des Enzymproteins nachweisen läßt, sondern wohl auf einer Veränderung seiner molekularen Struktur. Die Zerebrosidsulfatase ist fähig, außer ihrem natürlichen Lipidsubstrat ein wasserlösliches künstliches aromatisches Sulfat (Nitrokatecholsulfat) zu spalten und *heißt deswegen auch Arylsulfatase A.* Bei klinischen Untersuchungen wird meist die Aktivität der Arylsulfatase A bestimmt.

Pathogenese: Durch den blockierten Abbau des Sulfatids kommt es in der weißen Substanz, die schon normalerweise reich an diesem Lipid ist, zur Bildung einer *abnormen Myelinmembran* mit erhöhtem Sulfatidgehalt (Dysmyelination), die offenbar instabil ist und zerfällt (Demyelination). In der *Gallenblase* führt die Sulfatidablagerung zur *Kontraktionsunfähigkeit.* In der *Niere* bewirkt sie keine Funktionsstörung, doch entsteht durch Abgang von speichernden Tubulusepithelien eine *erhöhte Sulfatidurie.*

Diagnostik: Die spätinfantile Form kann anhand des Erkrankungsalters, der Klinik, der *herabgesetzten Nervenleitgeschwindigkeit* und des erhöhten Liquoreiweißes vermutet werden. Der relativ einfache Nachweis von *metachromatischen Substanzen im Urinsediment* mittels Kresylviolettfärbung spricht sehr für die Diagnose. Ihre Bestätigung beruht auf dem *Nachweis der fehlenden Arylsulfatase A* in Urin, Serum, Leukozyten oder Fibroblasten. (Bei Verdachtsfällen in einer Risikofamilie kann die enzymatische Diagnose schon lange vor dem Beginn klinischer Symptome gestellt werden.) Eine normale Arylsulfatase A im Urin schließt alle Formen aus; ihr Fehlen im Urin sollte durch weitere Studien bestätigt werden. Die erhöhte Sulfatidausscheidung und der charakteristische Befund einer Nervenbiopsie können herangezogen werden, doch ist letztere meist entbehrlich. Im Falle einer Hautbiopsie (z. B. zur Fibroblastenzucht) bringt die licht- und elektronenmikroskopische Untersuchung typische Befunde einer Leukodystrophie.

Pränatale Diagnostik: Hohe Aktivität der Arylsulfatase A in gezüchteten Amnionzellen läßt eine MLD beim Fetus mit hoher Sicherheit ausschließen. Bei niedrigen Aktivitäten muß jedoch nicht unbedingt eine fetale MLD vorliegen, da einzelne gesunde Personen mit sehr niedrigen Aktivitäten beobachtet wurden (Dubois et al. 1977). Durch diese Überlegung wird der Wert der insgesamt relativ gut erprobten pränatalen Diagnostik der MLD für eine Familie mit entsprechendem Risiko nicht wesentlich eingeschränkt.

Heterozygotentest: Grundsätzlich möglich durch Messung der Arylsulfatase-A-Aktivität in Leukozyten oder Fibroblasten, die bei Heterozygoten auf etwa 50% der Norm vermindert ist. Bei Grenzwerten im Überlappungsbereich der Aktivitäten von homozygot Gesunden und Heterozygoten ist Vorsicht geboten.

Literatur

MLD allgemein
1. Moser HW, Dulaney JT (1978) Sulfatide lipidosis: Metachromatic leukodystrophy. In: Stanbury JB, Wyngaarden JB, Fredrickson DS (eds) The metabolic basis of inherited disease, 4th edn. McGraw-Hill, New York, pp 770–809

Zur Klinik der juvenilen MLD
2. Gordon N (1978) The insidious presentation of the juvenile form of metachromatic leukodystrophy. Postgrad Med J 54 : 335–337

Ultrastruktur
3. Goebel HH, Pilz H, Argyrakis A (1977) Adult metachromatic leukodystrophy. II. Ultrastructural findings in peripheral nerve and skeletal muscle. Eur Neurol 15 : 308–317
4. Luijten JAFM, Straks W, Blikkendaal-Lieftinck LF, Staal GEJ, Willemse J (1978) Metachromatic leukodystrophy: A comparative study of the ultrastructural findings in the peripheral nervous system of three cases, one of the late infantile, one of the juvenile and one of the adult form of the disease. Neuropaediatrie 9 : 338–350

Pathophysiologie, Enzymologie
5. Dubois G, Harzer K, Baumann N (1977) Very low arylsulfatase A and cerebroside sulfatase activities in leukocytes of healthy members of metachromatic leukodystrophy family. Am J Hum Genet 29 : 191–194
6. Percy AK, Kaback MM, Herndon RM (1977) Metachromatic leukodystrophy: Comparison of early and late-onset forms. Neurology 27 : 933–941
7. Wiesmann UN (1978) Pathophysiologie des Sulfatidmetabolismus bei metachromatischen Leukodystrophien. Bull Schweiz Akad Med Wiss 34 : 33–47

Pränatale Diagnostik
8. Wiesmann UN, Meier C, Spycher MA, Schmidt W, Bischoff A, Gautier E, Herschkowitz N (1975) Prenatal metachromatic leukodystrophy. Helv Paediatr Acta 30 : 31–42

1.2.8 Metachromatische Leukodystrophie mit multipler Sulfatasendefizienz (MLD-MSD, Mukosulfatidose)

Definition: Genetische, degenerative Erkrankung der weißen Substanz mit klinischer und biochemischer Ähnlichkeit zur spätinfantilen MLD (S. 11); zusätzlich Stigmata einer Mukopolysaccharidose mit Abbaustörung mehrerer sulfathaltiger Substanzen. Wird auch zu den Mukolipidosen gerechnet.

Klinik: Entspricht weitgehend der spätinfantilen MLD mit Beginn im ersten oder zweiten Lebensjahr. Der psychomotorische Entwicklungsstand vor Beginn neurologischer Symptome ist weniger fortgeschritten als bei der MLD; die Kinder lernen nicht, frei zu gehen. Zusätzlich finden sich leicht vergröberte Gesichtszüge, Ichthyosis, Hepatosplenomegalie und Skelettveränderungen (Lendenkyphose, Pectus excavatum, J-förmige Sella turcica, breite Phalangen).

Genetik: Autosomal-rezessives Erbleiden, sehr selten.

Pathologische Anatomie: Wenig bekannt; im Nervensystem wie bei MLD.

Biochemie: Genetisch bedingte Aktivitätsverminderung von mindestens 6 verschiedenen Sulfatasen (Arylsulfatase A, B, C, Steroidsulfatase, Sulfoiduronatsulfatase, Heparansulfatase) führt zur Akkumulation von Sulfatid, Cholesterolsulfat und sauren Mukopolysacchariden in den Geweben, die auch vermehrt im Urin ausgeschieden werden.

Pathogenese: Von großem theoretischem Interesse ist der noch nicht aufgeklärte Mechanismus, wie ein einzelnes defektes Strukturgen zur Defizienz zahlreicher Enzyme führen kann; es wird eine strukturelle Verwandtschaft der in ganz verschiedenen Zellkompartimenten (in- und außerhalb der Lysosomen) lokalisierten Sulfatasen angenommen.

Diagnostik: Beachtung der (relativ milden) klinischen und radiologischen *Stigmata einer Mukopolysaccharidose* bei einem Kind mit Verdacht auf spätinfantile MLD. Im Blutbild und Knochenmarkausstrich *Leukozyten mit Alder-Granulationen.* Entscheidend ist der Nachweis des *Fehlens mehrerer Sulfatasen* (mindestens Arylsulfatase A und B) *in Urin, Leukozyten* oder *Fibroblasten.* Bei ungenügender Klarheit über das Vorliegen einer Leukodystrophie besteht eine gewisse Verwechslungsmöglichkeit mit dem M. Maroteaux-Lamy (Mukopolysaccharidose VI mit Arylsulfatase-B-Mangel).

Pränatale Diagnostik und Heterozygotentest: Theoretisch möglich, bisher nicht beschrieben.

Literatur

MLD-MSD allgemein
1. Rampini S, Isler W, Baerlocher K, Bischoff K, Ulrich J, Plüss HJ (1970) Die Kombination von metachromatischer Leukodystrophie und Mukopolysaccharidose als selbständiges Krankheitsbild (Mukosulfatidose). Helv Paediatr Acta 25 : 436–461

Biochemie
2. Eto Y, Rampini S, Wiesmann UN, Herschkowitz NN (1974) Enzymic studies of sulphatases in tissues of the normal human and metachromatic leukodystrophy with multiple sulphatase deficiencies: Arylsulphatases A, B, and C, cerebroside sulphatase, psychosine sulphatase and steroid sulphatase. J Neurochem 23 : 1161–1170

1.2.9 Phytansäurespeicherkrankheit (M. Refsum, Heredopathia atactica polyneuritiformis)

Definition: Genetische, diätabhängige, sehr variable degenerative Erkrankung der weißen Substanz mit Netzhautveränderungen und Speicherung von Phytansäure.

Klinik: **Retinitis pigmentosa** mit Hemeralopie, periphere Neuropathie mit herabgesetzter Nervenleitgeschwindigkeit, *zerebellare Ataxie* und *Liquoreiweißerhöhung* sind obligate Symptome. Weitere Symptome sind Gesichtsfeldeinengung, Linsentrübungen, Pupillenanomalien, zentrale Taubheit, unspezifische EKG-Veränderungen, Ichthyosis und epiphysäre Dysplasien (Pes cavus, Osteochondritis dissecans). Der Beginn der Erkrankung wurde im frühen Kindesalter, aber auch erst im 5. Jahrzehnt festgestellt. Der Verlauf zeigt eine allmählich progrediente Verschlechterung mit manchmal längeren Remissionen. Dramatische Verschlechterungen (ähnlich der Friedreich-Ataxie) bei fieberhaften Erkrankungen, Operationen und Schwangerschaft, meist mit anschließender Besserung, aber mit residuellen neurologischen Defekten.

Genetik: **Autosomal-rezessives Erbleiden.** Heterozygote haben eine reduzierte Abbaufähigkeit für Phytansäure, ohne Akkumulation der Substanz und ohne neurologische Symptome.

Pathologische Anatomie: Zerebrale Demyelination mit Kleinhirn- und Stammhirnbefall. Hypertrophe periphere Neuropathie mit (je nach Krankheitsphase) frischer Demyelination oder Faserreduktion mit endoneuraler Fibrose und Mitochondrieneinschlüssen. Lipidspeicherung in Leber und Nieren.

Biochemie: Genetisch bedingtes **Fehlen der Phytansäurehydroxlase** in den Geweben bewirkt eine Unfähigkeit, die ausschließlich aus der Nahrung stammende Phytansäure (eine verzweigte C-20-Fettsäure, Bestandteil grüner Pflanzen) abzubauen.
Während sich im Plasma von Gesunden nur Spuren von Phytansäure finden, beträgt ihr Anteil an den Gesamtfettsäuren bei M. Refsum bis zu 30% und ist auch in den Geweben entsprechend hoch. Insbesondere enthält gereinigtes Myelin erhöhte Mengen der Substanz. Da die Phytansäurehydroxylase bisher nur an intakten Zellen gemessen wurde, ist unklar, ob das Enzym selbst oder ein Kofaktor defekt ist.

Pathogenese: Trotz weitgehender Aufklärung der Stoffwechselstörung ist nicht klar, ob die Phytansäureakkumulation per se alle Symptome erklärt. Die einfachste Hypothese besagt, daß der Einbau der sterisch „unpassenden" Phytansäure in die Myelinmembran deren

Funktion stört oder die Membran verletzlich macht gegenüber unspezifischen Schädigungen (Dysmyelination als Ursache von Demyelination). Nach einer anderen Hypothese interferiert die akkumulierte Phytansäure kompetitiv mit der Wirkung fettlöslicher Vitamine. Die enorme Variabilität des klinischen Verlaufs kann auf der unterschiedlichen Zufuhr von Phytansäure oder auf Heterogenität bei der Restaktivität der Hydroxylase beruhen.

Diagnostik: Es ist wichtig, die Diagnose bei Ataxie und Retinitis pigmentosa in jedem Lebensalter in Betracht zu ziehen, da Therapiemöglichkeiten bestehen. Die Bestätigung ist einfach durch dünnschicht- oder gaschromatographischen *Nachweis der enorm erhöhten Phytansäure im Serum.*

Therapie: Der M. Refsum gehört zu den wenigen spezifisch behandelbaren neurometabolischen Leiden. Durch *Spezialdiät mit vermindertem Phytansäuregehalt* lassen sich die Serumkonzentrationen senken und ein Stillstand der Krankheit, in einigen Fällen eine objektivierbare Besserung erreichen (Zunahme der Nervenleitgeschwindigkeit, Wiederkehren von Reflexen).

Pränatale Diagnostik: Noch nicht beschrieben, aber möglich durch Messung der Phytansäurehydroxalse in gezüchteten Amnionzellen.

Heterozygotentest: Möglich durch Messung der Phytansäurehydroxylase in intakten Fibroblasten.

Literatur

M. Refsum, Übersicht
1. Steinberg D (1978) Phytanic acid storage disease: Refsum's syndrome. In: Stanbury JB, Wyngaarden JB, Fredrickson DS (eds) The metabolic basis of inherited disease, 4th edn. McGraw-Hill, New York, pp 688–706

Klinik und Biochemie
2. Barolin GS, Hodkewitsch E, Höfinger E, Scholz H, Bernheimer H, Molzer B (1979) Klinisch-biochemische Verlaufsuntersuchung bei Heredopathia atactica polyneuritiformis (Morbus Refsum). Fortschr Neurol Psychiatr 47 : 53–66

1.2.10 Adrenoleukodystrophie

Definition: Geschlechtsgebundene progrediente *degenerative Erkrankung der weißen Substanz und der Nebennieren* mit Beginn im Jugendalter. Sonderform der sog. sudanophilen Leukodystrophien.

Klinik: Die Symptome einer *juvenilen Leukodystrophie* sind *kombiniert mit* denjenigen einer *Nebenniereninsuffizienz* (M. Addison), wobei die zentralnervösen Störungen gewöhnlich (aber nicht immer) den endokrinen vorangehen und im Alter von 3 bis 12 Jahren erstmals auftreten. Anfangs

Verhaltensstörungen (Verträumtheit, Aggressivität) sowie Gedächtnis- und Schulleistungsschwäche, weswegen zuerst oft psychologische Hilfe gesucht wird. Erste deutliche neurologische Symtpome sind steifbeiniger Gang und Hyperreflexie, etwa gleichzeitig Dysarthrie und Dysphagie. Keine deutliche periphere Neuropathie. Gelegentlich entwickeln sich Blindheit und Taubheit. Liquoreiweiß meist erhöht. Die Nebenniereninsuffizienz manifestiert sich schleichend mit Ermüdbarkeit, Brechattaken, Hauptpigmentierung und arterieller Hypotonie. Die Stimulierbarkeit der Nebennierenrinde durch ACTH vermindert sich progredient. Natrium und Kalium im Serum bleiben meist normal.

Nach Beginn der neurologischen Symptomatik tritt eine unablässige Verschlechterung ein mit *frühzeitiger motorischer Hilflosigkeit* bei lange erhaltener psychischer Erlebnisfähigkeit und heiter-läppischer Wesensveränderung. Tod 1 bis 9 Jahre nach Beginn. Eine Substitutionsbehandlung der Nebenniereninsuffizienz ist ohne Einfluß auf das neurologische Leiden.

Genetik: X-chromosomales rezessives Erbleiden.

Pathologische Anatomie: Ausgedehnte Demyelination und Gliose der zentralen weißen Substanz mit Aussparung der subkortikalen Fasern, Makrophagen mit Speicherung sudanophilen Materials. Perivaskulär reichlich Entzündungszellen. In der Zona fasciculata und reticularis der Nebennieren auffällige ballonierte Zellen, teilweise mit Vakuolen. Lipideinschlüsse auch in Schwann-Zellen und in den Testes.

Biochemie: Bei den sudanophilen Lipideinschlüssen in Makrophagen des ZNS handelt es sich um *Cholesterolester,* die in normalem ZNS-Gewebe kaum nachweisbar sind („sudanophile Leukodystrophie"). Im Gegensatz zu anderen sudanophilen Leukodystrophien sind die Cholesterolester bei Adrenoleukodystrophie ungewöhnlich, in dem sie einen *abnorm hohen Anteil sehr langkettiger Fettsäuren* (22–26 C-Atome) enthalten. Ähnliche abnorme Cholesterolester kommen in der Nebenniere vor.

Pathogenese: Als Ursache der *Akkumulation sehr langkettiger Fettsäuren* wird ein genetischer Defekt in ihrem oxydativen Abbau vermutet, der in Analogie steht zum gestörten oxydativen Abbau der Phytansäure bei M. Refsum (S. 15). Der Mechanismus der Demyelination und der Nebennierenrindendegeneration sind noch unklar.

Diagnostik: Ein *schleichendes neurologisches Leiden mit* Liquoreiweißerhöhung und primärer *Nebennierenrindeninsuffizienz bei einem Jungen* legt die Diagnose sehr nahe. Zur Bestätigung ist am verläßlichsten die offene *Nebennierenrindenbiopsie;* Hirn- und Nervenbiopsien bringen nicht mit Sicherheit klare Ergebnisse.

Pränatale Diagnostik: Nicht möglich. Es kommt nur die problematische intrauterine Geschlechtsdiagnose mit selektivem Abort männlicher Früchte in Frage, wobei 50% der Feten nicht befallen sind.

Heterozygotentest: Unbekannt.

Literatur

Adrenoleukodystrophie, Klinik und Pathologie
1. Domagk J, Linke I, Argyrakis A, Spaar FW, Rahlf G, Schulte FJ (1975) Adrenoleukodystrophy. Neuropaediatrie 6: 41–64
2. Schaumburg HH, Powers JM, Raine CS, Suzuki K, Richardson EP (1975) Adrenoleukodystrophy. A clinical and pathological study of 17 cases. Arch Neurol 32: 577–591

Neurophysiologie
3. Mamoli B, Graf M, Toifl K (1979) EEG, pattern-evoked potentials and nerve conduction velocity in a family with adrenoleukodystrophy. Electroencephalogr Clin Neurophysiol 47: 411–419

Neuroradiologie
4. Quisling RG, Andriola MR (1979) Computed tomographic evaluation of the early phase of adrenoleukodystrophy. Neuroradiology 17: 285–288

Biochemie
5. Igarashi M, Schaumburg HH, Powers J, Kishimoto Y, Kolodny E, Suzuki K (1976) Fatty acid abnormality in adrenoleukodystrophy. J Neurochem 26: 851–860
6. Ramsey RB, Banik NL, Davison AN (1979) Adrenoleukodystrophy: Brain cholesteryl esters and other neutral lipids. J Neurol Sci 40: 189–196

1.2.11 Spongiöse Degeneration des Nervensystems (M. Canavan van-Bogaert-Bertrand)

Definition: Genetische, progrediente, degenerative Erkrankung des ZNS-Gewebes mit chronischem Hirnödem und Beginn im Säuglingsalter. Wegen des vorwiegenden Myelinbefalls den Leukodystrophien verwandt.

Klinik: Erste Symptome im Alter von 2 bis 3 Monaten mit rasch progredientem psychomotorischem Entwicklungsrückstand. Früh ***Muskelhypotonie,*** später unterbrochen von Streckspasmen. ***Abnorm starkes Kopfwachstum*** ab 6. Lebensmonat. Häufig sind unwillkürliche Bewegungen und zerebrale Anfälle. Es entwickelt sich eine ***Optikusatrophie*** mit Blindheit und eine Dezerebrationsstarre. Der Tod tritt in Abhängigkeit von Infekten und Ernährungsstörungen im 1. bis 11. Lebensjahr ein. Sehr selten wurde eine Variante mit juvenilem Beginn beschrieben.

*Genetik: **Autosomal-rezessives Erbleiden*** mit starker Bevorzugung osteuropäischer Juden.

Pathologische Anatomie: Erhöhtes Hirngewicht. Ausgedehnte Vakuolisierung in den tiefen Schichten der Hirnrinde und der darunter liegenden weißen Substanz. Myelingehalt in der weißen Substanz stark vermindert. Hypertrophische Astrozyten mit auffallend dichten, langen, kristallin veränderten Mitochondrien. Enormes intrazelluläres Ödem in Oligodendrozyten mit Aufsplitterung der Markscheiden zwischen den Myelinlamellen. Insgesamt morphologische Ähnlichkeit mit der GM3-Gangliosidose (S. 28).

Biochemie: Die Ödemflüssigkeit entspricht chemisch einem Serumtranssudat. Das gereinigte Myelin zeigt chemisch nur unspezifische Veränderungen (niedriger Gehalt an Phosphatidyläthanolamin und Zerebrosid), die einem verminderten Reifungsgrad des Myelins entsprechen.

Pathogenese: Aufgrund eines noch hypothetischen Stoffwechseldefekts (möglicherweise einer Transportstörung für Wasser und Elektrolyte in Astrozyten) kommt es zu einem *intramyelinären Ödem.* Die aufgelockerte Myelinmembran wird dann durch unspezifische Mechanismen (z. B. Gewebsproteasen) abgebaut.

Diagnostik: Eine der wenigen degenerativen Erkrankungen, die nur durch *Hirnbiopsie* intra vitam diagnostiziert werden können. Die Verdachtsdiagnose kann im späteren Säuglingsalter bei *zunehmendem Kopfwachstum* und Ausschluß anderer Ursachen (Hydrozephalus usw.) gestellt werden. Die Dringlichkeit einer Hirnbiopsie muß im Hinblick auf die genetische Beratung beurteilt werden.

Pränatale Diagnostik und Heterozygotentest: Nicht möglich.

Literatur

Spongiöse Degeneration des Nervensystems, Übersicht
1. Buchanan DS, Davis RL (1965) Spongy degeneration of the nervous system. A report of four cases with a review of the literature. Neurology 15 : 207–222

Juvenile Variante
2. Goodhue WW, Couch RD, Namiki H (1979) Spongy degeneration of the CNS. An instance of the rare juvenile form. Arch Neurol 36 : 481–484

Biochemie
3. Kamoshita S, Rapin I, Suzuki K, Suzuki K (1968) Spongy degeneration of the brain. A chemical study of two cases including isolation and characterization of myelin. Neurology 18 : 975–985

Diagnostik intra vitam
4. Dehaene I, Hommes OR (1970) Spongy degeneration of the white matter. Report of a case diagnosed by brain biopsy. Eur Neurol 3 : 268–277
5. Boltshauser E, Isler W (1976) Computerized axial tomography in spongy degeneration. Lancet I : 1123

1.2.12 Seltene sudanophile Leukodystrophieformen

Akkumulation von sudanophilem Material bei leukodystrophischen Prozessen bedeutet, daß Myelinsubstanz relativ rasch und vor relativ kurzer Zeit zugrunde gegangen ist. Die weiße Substanz enthält dann reichlich Cholesterolester. Der Ausdruck „sudanophile Leukodystrophie" besagt also wenig über den Pathomechanismus, höchstens etwas über die Geschwindigkeit der Demyelination. (In den Sammeltopf sudanophiler Leukodystrophien gehörte z. B. auch die Adrenoleukodystrophie, bevor sie weiter abgeklärt wurde.) Wegen der Heterogenität der beobachteten Einzelfälle können weitere sudanophile Leukodystrophien nicht zusammengefaßt besprochen werden. Zur Illustration sei hier ein familiärer Fall herausgestellt.
Familiäre sudanophile Leukodystrophie mit BNS-Krämpfen.

Literatur
1. Bignami A, Maccagnani F, Zappella M, Tingey AH (1966) Familial infantile spasms and hypoarrhythmia associated with leukodystrophy. J Neurol Neurosurg Psychiatry 29 : 129–134

1.3 Neurolipidosen mit vorwiegender Läsion des neuronalen Perikaryons („Krankheiten der grauen Substanz")

Wie in der Einleitung (s. S. 1) betont (vgl. auch Tabelle 1.1), erfolgt die Zusammenfassung dieser großen Gruppe von Krankheiten aus pathogenetischen und klinischen Überlegungen. Die Speicherung von Lipidmaterial in der Umgebung des Zellkerns (Perikaryon) führt relativ *frühzeitig zur Beeinträchtigung des Intellekts und des Sehvermögens,* weswegen man diese Krankheitsgruppe auch „amaurotische Idiotien" oder *zerebroretinale Degenerationen* genannt hat. Der pathophysiologische Zusammenhang zwischen Lipidspeicherung und initialer neuronaler Funktionsstörung (insbesondere der Krampfneigung) ist schwer zu erklären, doch scheint bei einigen Formen die Bildung sog. Meganeuriten und ein damit einhergehender Umbau der interneuronalen Synapsen von Bedeutung. In späteren Stadien wird der neuronale Zelleib durch die Lipidmassen buchstäblich erdrückt; dabei kann der Zelltod je nach Art des Speicherprozesses in sehr verschiedenen Lebensaltern eintreten.

Die überwiegende Zahl der hier betrachteten Neurolipidosen (vgl. Tabelle 1.5) beruht auf erblichen Stoffwechseldefekten, die zur Speicherung von sphingosinhaltigen Lipiden führen *(Sphingolipidosen)*. Über die normale Funktion der Sphingolipide ist wenig bekannt. Sie sind Bestandteile von Zellmembranen, und zwar bei jeder Zellart in einem charakteristischen Sphingolipidmuster. Das Nervensystem ist reich an Glykosphingoli-

Tabelle 1.5. Neurolipidosen mit vorwiegender Speicherung im neuronalen Perikaryon

Speichermechanismus Speichersubstanz	Defekt	Krankheit	Seite
Kataboler Defekt (lysosomale Enzymdefekte)			
GM1-Gangliosid	β-Galaktosidase	GM1-Gangliosidosen kongenitale Form juvenile Form	23
GM2-Gangliosid	Hexosaminidase A (+B)	GM2-Gangliosidosen infantile Formen juvenile Formen	25
?	Sialidase	Sialidasemangel	29
Glukozerebrosid	Glukozerebrosidase	M. Gaucher infantile akute Form juvenile subakute Form	29
Sphingomyelin	Sphingomyelinase	M. Niemann-Pick infantile akute Form (A) chronische Form (C)	31
Ceramidtri- und -dihexosid	α-Galaktosidase	M. Fabry	34
Ceramid	Ceramidase	Lipogranulomatose	36
Anaboler Defekt			
GM3-Gangliosid	GM2-Synthetase	GM3-Gangliosidose	28
Anderer Defekt			
Ceroidlipofuszin		Neuronale Ceroidlipofuszinosen	36
	Retinoylmetabolismus	spätinfantile Form	
	?	juvenile Form	
	Polyenfettsäurenmetabolismus	infantile finnische Form atypische Formen	

piden. Wenn diese Neuraminsäure (Sialinsäure) enthalten, heißen sie Ganglioside.

Die verwandtschaftlichen chemischen Beziehungen zwischen den einzelnen Sphingolipidosen (Abb. 1.1) sind oft dargestellt worden. Fast immer besteht der Stoffwechseldefekt in fehlender Aktivität eines lysosomalen Enzyms, das einen der zahlreichen Schritte im Abbau der komplex gebauten Lipide katalysiert (*katabole* Defekte). Defekte auf dem Syntheseweg dieser Lipide hielt man nicht für möglich, weil nicht mit dem Leben der Zelle vereinbar. (Kürzlich wurde jedoch ein Beispiel für einen anabolen Defekt gefunden, die GM3-Gangliosidose.) Auf völlig anderen, kaum aufgeklärten Mechanismen beruht die Gruppe der neuronalen Ceroidlipofuszinosen.

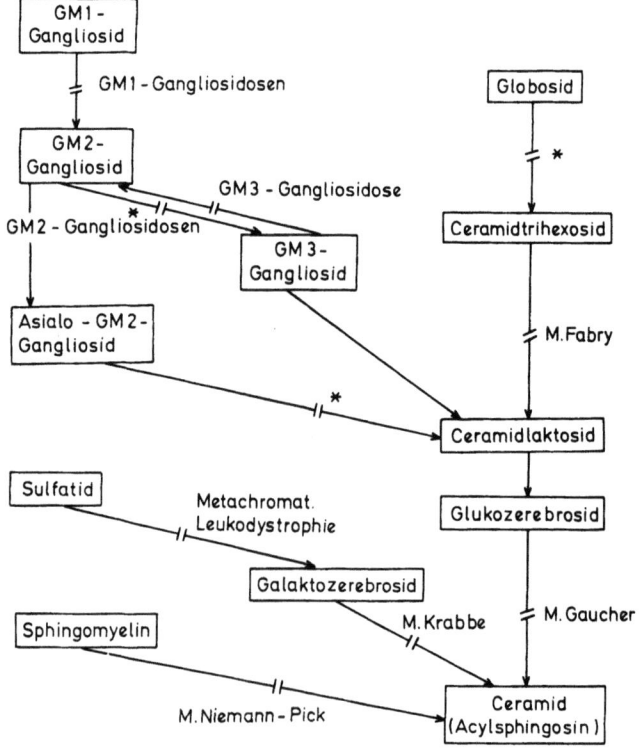

Abb. 1.1. Biochemische Verwandtschaft der Sphingolipidosen. Gelegentlich ist mehr als ein Stoffwechselschritt betroffen, z. B. bei der GM2-Gangliosidose Variante 0 (*)

Literatur

Übersichtsartikel über Fortschritte auf dem Gebiet der Sphingolipidosen
1. Adachi W, Schneck L, Volk BW (1978) Progress in investigation of sphingolipidoses. Acta Neuropathol (Berl) 43 : 1–18
2. Brady RO (1978) Sphingolipidoses. Annu Rev Biochem 47 : 687–713
3. Pentchev PG, Barranger JA (1978) Sphingolipidoses: Molecular manifestations and biochemical strategies. J Lipid Res 19 : 401–409
4. Phillippart M (1978) Clinical and biochemical pathophysiology of ataxia in the sphingolipidoses. Adv Neurol 21 : 131–149
5. Sandhoff K (1977) Biochemie der Sphingolipidosen. Angew Chem 89 : 283–295
6. Svennerholm L (1978) Diagnoses of the sphingolipidoses with labelled natural substrates. Adv Exp Med Biol 101 : 689–706

1.3.1 Gangliosidosen

Sieben bekannte Neurolipidosen gehen mit Gangliosidspeicherung einher. Am komplexesten gebaut ist das GM1-Gangliosid. Wenn gleich der erste Abbauschritt, die Abspaltung eines Galaktoserestes, blockiert ist, entstehen die GM1-Gangliosidosen (vgl. Abb. 1.1). Ein Block im darauf folgenden Abbauschritt verursacht die GM2-Gangliosidosen. Ein Block der Synthese von GM2-Gangliosid aus GM3-Gangliosid verursacht die GM3-Gangliosidose.

1.3.1.1 GM1-Gangliosidosen

Definition: Genetische progrediente ***degenerative Erkrankungen mit Speichererscheinungen im Nerven- und Skelettsystem*** (Mukolipidose). Große klinische Variabilität mit infantilen und juvenilen Formen.

Klinik: Das Spektrum der möglichen Verläufe reicht von kongenitalen Formen mit akuter neurologischer Verschlechterung bis zu milden juvenilen Formen mit vorwiegend ossären Veränderungen. Zwei Typen lassen sich herausstellen.

Infantile GM1-Gangliosidose Typ 1 (*generalisierte Gangliosidose mit Knochenbefall, M. Norman-Landing*): Symptomatik gleich nach Geburt mit Gedeihstörung, Ödemen, Muskelhypotonie und getrübtem Sensorium. ***Dysplastische Stigmata*** wie bei Mukopolysaccharidose, ***grobe Gesichtszüge, Gingivahyperplasie, Makroglossie.*** Entwicklung einer ***Hepatosplenomegalie,*** selten einer Makrozephalie. Hervortreten einer lumbalen Kyphose. Fakultativ weißliche Lipideinlagerungen in der Retina unter Aussparung des Makulabereichs, der dadurch als „kirschroter Fleck" erscheint.

Keine Hornhauttrübung. ***Radiologisch Bild einer Dysostosis multiplex*** (besonders anteriore Schnabelbildung der Wirbelkörper, Periostverdikkungen der langen Röhrenknochen, Spatelrippen, schuhförmige Sella). Häufige tonisch-klonische Krämpfe. Die Säuglinge werden rasch blind und taub und entwickeln schließlich eine Dezerebrationsstarre. Tod mit ca. 2 Jahren.

Juvenile GM1-Gangliosidose Typ 2 (M. Derry): Diese Form verläuft anfangs wesentlich milder, ohne klinische Dysplasiezeichen und ohne Organomegalie. Die somatische und psychomotorische Entwicklung im ersten Lebensjahr ist normal. ***Im 2. Jahr*** kommt es zu einem ***Verlust bereits erworbener Fähigkeiten*** (Sprache, Interesse an der Umwelt, Gehfähigkeit). Es entwickeln sich allgemeine ***Muskelhypotonie,*** später Spastizität aller Glieder und schließlich eine Dezerebration. Schwer therapierbare ***Krämpfe*** beginnen mit etwa 16 Monaten. Tod durch Infekte (Bronchopneumonien) im Alter von 3 bis 10 Jahren. Die nur radiologisch nachweisbaren *Skelettveränderungen* sind milde, aber bereits früh (7 Monate) nachweisbar und diagnostisch bedeutsam.

Genetik: Alle Formen sind autosomal-rezessive Erbleiden. Die ausgeprägte phänotypische Heterogenität beruht offenbar auf verschiedenartigen Mutationen desselben Gens (s. unten). Innerhalb einer Familie kommt jeweils nur eine Form vor.

Pathologische Anatomie: Beim Typ 1 Lipidspeicherung in den Nervenzellen, *„schaumige" Histiozyten* im retikuloendothelialen System des Knochenmarks und der viszeralen Organe. Die Epithelien der Nierenglomerula aufgetrieben durch ein wasserlösliches Material, das histologische leere *Vakuolen* hinterläßt. Solche Vakuolen auch in Epithelzellen der Haut nachweisbar.
Beim Typ 2 ähnliche Veränderungen, viszerale Histiozytose weniger deutlich.

Biochemie und Pathogenese: Genetisch bedingtes *Fehlen der* Aktivität einer lysosomalen *β-Galaktosidase* mit mehrfacher Substratspezifität verursacht eine Akkumulation des galaktosehaltigen GM1-Gangliosids in den Neuronen, von galaktosehaltigen Glykoproteinen in den Knochen und von weiteren galaktosehaltigen Substraten. Das Enzymprotein der β-Galaktosidase ist immunologisch in normaler Menge vorhanden, ist aber funktionsuntüchtig. Verschiedene Mutationen desselben Genlocus führen wahrscheinlich zu unterschiedlich starker Aktivitätsverminderung gegenüber den verschiedenen galaktosehaltigen Substraten. Dadurch wäre verständlich, warum einzelne Patienten vorwiegend an zerebralen

Symptomen leiden (Gangliosidspeicherung), andere mehr an Knochensymptomen (Glykoproteinspeicherung).

Diagnostik: Beim Typ 1 ist das Bild einer schweren kongenitalen Mukolipidose sehr hinweisend, die Hautbiopsie elektronen-optisch charakteristisch. Der Typ 2 wird wegen seines schleichenden Beginns oft lange für ein Residualsyndrom gehalten. Sehr wichtig die radiologische Suche nach milder Dysostosis multiplex (seitliche Lendenwirbelsäule!). Im Blutausstrich *vakuolisierte Lymphozyten.* Bestätigung durch *Nachweis der fehlenden β-Galaktosidase-Aktivität in Leukozyten und Fibroblasten.*

Pränatale Diagnostik: Möglich durch β-Galaktosidase-Messung in gezüchteten Amnionzellen.

Heterozygotentest: Möglich in Leukozyten und Fibroblasten.

Literatur

Gangliosidosen, Übersicht
1. O'Brien J (1978) The gangliosidoses. In: Stanbury JB, Wyngaarden JB, Fredrikson DS (eds) The metabolic basis of inherited disease. McGraw-Hill, New York, pp 841–865

Fallbericht
2. Ginsburg CM, Long CG (1977) GM1-gangliosidosis in twins. J Med Genet 14 : 132–133

Enzymatische Diagnostik
3. Bladon MT, Milunsky A (1978) Use of microtechniques for the detection of lysosomal enzyme disorders: Tay-Sachs disease, GM1-gangliosidosis and Fabry disease. Clin Genet 14 : 359–366

Pränatale Diagnostik
4. Kudoh T, Kikuchi K, Nakamura F, Yokoyama S, Karube K, Tsugawa S, Minami R, Nakao T (1978) Prenatal diagnosis of GM1-gangliosidosis: Biochemical Manifestations in fetal tissues. Hum Genet 44 : 287–293

1.3.1.2 GM2-Gangliosidosen

Definition: Genetische progrediente degenerative Erkrankungen des Nervensystems durch *Gangliosidspeicherung in Neuronen ohne Skelettbeteiligung.* Vorwiegend infantiler Beginn, aber auch juvenile und später beginnende Formen.

Klinik: Aus einem Spektrum möglicher Verläufe lassen sich zwei Formen besonders herausstellen.

Infantile GM2-Gangliosidose (Typ 1 = Variante B = M. Tay-Sachs, Typ 2 = Variante O = M. Sandhoff): Diese beiden Typen sind klinisch und pathologisch gleich, nur biochemisch zu unterscheiden. Beginn mit *motorischer Schwäche* zwischen 3 und 6 Monaten. Typische Schreckreaktion mit *Streckspasmus* auf plötzliche (nicht unbedingt laute) Geräusche, sog. *„Hyperakusis".* Nach dem 6. Monat ist die Muskelschwäche unverkennbar. Krabbeln, Sitzen und Hochziehen zum Stand können erreicht werden, das freie Gehen nicht. Im 2. Lebensjahr rascher geistiger und motorischer Abbau, Schluckstörungen, allgemeine Lähmung. Der *„kirschrote Makulafleck"* (s. S. 23) ist fast immer vorhanden. Nach dem 16. Monat abnorm *starkes Kopfwachstum* ohne Hydrozephalus. Mit 18 Monaten progredient Ertaubung, Erblindung, Krämpfe, Auftreten von Spastizität und Dezerebrierungsstarre. Tod mit etwa 3 Jahren.

Juvenile GM2-Gangliosidose (Typ 3, juvenile Variante B): Beginn im 3. bis 6. Lebensjahr mit *Ataxie,* dann *Sprachverlust,* progrediente *Spastizität,* athetoide Haltung der Glieder, kleine motorische Anfälle, schließlich Dezerebrierungsstarre. Blindheit tritt bei dieser Variante relativ spät auf, erst im Spätstadium wurde eine Retinitis pigmentosa beschrieben. Tod zwischen 5 und 15 Jahren. Leichte Verwechslung mit der juvenilen neuronalen Ceroidlipofuszinose.

Zu weiteren juvenilen Varianten s. die Literaturangaben.

Genetik: Alle Formen sind autosomal-rezessive Erbleiden. Der Typ 1 (M. Tay-Sachs) ist die bekannteste und häufigste Gangliosidose. Sehr ausgeprägte Bevorzugung osteuropäischer Juden, wo die Heterozygotenfrequenz 1 : 27 beträgt.

Pathologische Anatomie: Bei den infantilen Typen eindrucksvolle Lipidspeicherung in den Nervenzellen des Kortex und des vegetativen Systems (Plexus myentericus des Darmes). Zelleiber aufgetrieben, Kerne an die Peripherie gedrückt. Elektronen-optisch typische „membranöse Körper" aus konzentrischen Lipidlamellen, histochemisch intensive Saure-Phosphatase-Reaktion. Sekundär zum Zerfall der Axonen kommt es zur Demyelination im ZNS. Erhebliche Gliose. Viszera nicht betroffen.
Beim juvenilen Typ 3 ähnliche Veränderungen; elektronenoptisch haben die Lipideinschlußkörper eine andere Morphologie („pleomorphe Lamellarkörper").

Biochemie: Das gespeicherte Lipid ist *GM2-Gangliosid,* dessen *Abbau* (Abspaltung eines N-Acetylgalaktosaminrestes) genetisch *gestört* ist. Der Abbau wird von zwei lysosomalen Isoenzymen katalysiert, den Hexosaminidasen A und B, die elektrophoretisch leicht zu trennen sind. Beim *Typ 1*

fehlt die Hexosaminidase A (sog. Variante B der Krankheit), *beim Typ 2 fehlen beide Isoenzyme* (Variante O). In diesem Fall kommt es auch zur Akkumulation anderer Substrate des Enzymsystems (vgl. Abb. 1.1). *Beim Typ 3* ist ebenfalls die *Hexosaminidase A* betroffen, wobei die enzymatische Restaktivität je nach verwendetem Substrat (natürliches radioaktiv markiertes Gangliosid oder künstliches chromogenes Substrat) unterschiedlich stark reduziert ist.
Vorläufig schwer einzuordnen ist die paradox erscheinende Beobachtung bei einem Kind mit typischer infantiler GM2-Gangliosidose und normalen Aktivitäten der Hexosaminidasen A und B (Variante AB).

Diagnostik: Die Klinik der infantilen Formen ist recht typisch. Bei der juvenilen GM2-Gangliosidose tritt die Visusverminderung und Retinitis pigmentosa viel später auf als bei der juvenilen neuronalen Ceroidlipofuszinose, mit der sie sonst Ähnlichkeit besitzt. Morphologische Diagnose durch elektronenoptische Untersuchung von *Rektumbiopsiematerial* (ausreichend tiefe Biopsie zur Gewinnung von Nervenzellen), biochemische Bestätigung durch *Bestimmung der Hexosaminidaseaktivität im Serum (Leukozyten, Fibroblasten)*.

Pränatale Diagnostik: Möglich durch Untersuchung gezüchteter Amnionzellen (direkte Untersuchung des Fruchtwassers weniger zuverlässig). Wegen der erwähnten Vielfalt der enzymatischen Konstellationen ist Vorsicht bei der Interpretation geboten. Unabdingbare Voraussetzung ist die genaue enzymatische Abklärung des Indexfalles.

Heterozygotentest: In Gruppen von Askenazi-Juden sind Reihensuchtests für heterozygote Überträger des M. Tay-Sachs durch Aktivitätsbestimmung der Hexosaminidase A im Serum durchgeführt worden. Über 100 Paare konnten identifiziert werden, von denen beide Partner Überträger waren, ohne von diesem Risiko zu wissen. Während dies für die betroffenen Familien als großer Erfolg anzusehen ist, müssen die psychologischen und soziologischen Auswirkungen des Massen-Screening noch untersucht werden.

Literatur

Übersicht
1. O'Brien J (1978) The gangliosidoses. In: Stanbury JB, Wyngaarden JB, Frederikson DS (eds) The metabolic basis of inherited disease. McGraw-Hill, New York, pp 841–865

   Juvenile Form der enzymatischen Variante O („juveniler M. Sandhoff")
2. Wood S, Applegarth DA (1978) Juvenile Sandhoff disease. Monogr Hum Genet 9 : 182–185

Eine weitere Variante mit juvenilem Beginn und sehr protrahiertem Verlauf
3. Johnson WG, Chutorian AM (1978) Inheritance of the enzyme defect in a new hexosaminidase deficiency disease. Ann Neurol 4 : 399–403

Enzymologie
4. Dreyfus JC, Poenaru L, Boue J (1978) Characterization of a variant of β-hexosaminidase. Monogr Hum Genet 9 : 176–181

Pränatale Diagnostik
5. Potier M, Boire G, Dallaire L, Melancon SB (1977) N-acetyl-β-hexosaminidase isoenzymes of amniotic fluid and maternal serum. Their relevance to prenatal diagnosis of the GM2-gangliosidoses. Clin Chim Acta 76 : 309–315

Heterozygotentests
6. Padeh B, Shachar S, Modan M, Goldman B (1978) Screening and prevention of Tay-Sachs disease in Israel. Monogr Hum Genet 9 : 170–175

Experimentelle Therapie
7. Rattazzi MC, McCullough RA, Downing CJ, Kung MP (1979) Toward enzyme therapy in GM2-gangliosidoses: β-hexosaminidase infusion in normal cats. Pediat Res 13 : 916–923

1.3.1.3 GM3-Gangliosidose (anabole GM3-Gangliosidose, Hämatosidsphingolipodystrophie)

Definition: Genetisches, frühinfantil beginnendes degeneratives Leiden mit Lipidspeicherung im Nervensystem und somatischen Stigmata (Mukolipidose).

Klinik: Erst zwei Patienten beschrieben. Beginn mit neonatalen Krämpfen, Aspekt an Mukolipidose (z. B. GM1-Gangliosidose) erinnernd. Grobe Gesichtszüge, Gingivahyperplasie, Makroglossie. Haut verdickt, trocken, locker. Flexionskontrakturen an Fingern. Hernien. Hepatosplenomegalie. Augen unauffällig. Ein Patient starb mit 3 Monaten, der andere mit 14 Jahren.

Genetik: Wahrscheinlich autosomal-rezessives Erbleiden; beide Fälle osteuropäisch-jüdischer Herkunft.

Pathologische Anatomie: Ausgedehnte Vakuolisierung in verschiedenen Hirnregionen ähnlich der spongiösen Degeneration (S. 18). Zytoplasmatische Einschlußkörper und abnorme Mitochondrien in Astrozyten, Aufsplitterung der Myelinlamellen.

Biochemie und Pathogenese: Akkumulation von GM3-Gangliosid (Hämatosid) in Gehirn und Leber, offenbar Folge einer fehlenden Galaktosaminyltransferase, die für den Aufbau des komplexeren GM2-Gangliosids aus Hämatosid verantwortlich ist. Das hämatosidabbauende Enzym, eine Sialidase, war normal. Bisher einziges Beispiel eines Defektes im *Anabolismus* der Sphingolipide. Zusätzlich zur neuronalen Schädigung kommt es zum Abbau der ödematös aufgelockerten Myelinmembran wie bei der spongiösen Degeneration.

Diagnostik: Bild einer frühmanifesten schweren Mukolipidose. Intra vitam u. U. Hirnbiopsie mit elektronenoptischer und lipidchemischer Untersuchung.

Literatur

Klinik und Lipidchemie
1. MacLaren NK, Max SR, Cornblath M, Brady RO, Ozand PT, Campbell J, Rennels M, Mergner WJ, Garcia JH (1976) GM3-gangliosidosis: A novel human sphingolipodystrophy. Pediatrics 57 : 106–110

Pathologische Anatomie
2. Tanaka J, Garcia JH, Max SR, Viloria JE, Kamijyo Y, McLaren NK, Cornblath M, Brady RO (1975) Cerebral sponginess and GM3-gangliosidosis: Ultrastructure and probable pathogenesis. J Neuropathol Exp Neurol 34 : 249–262

1.3.2 Sialidasemangel

*Definition: **Neurolipidose des Erwachsenenalters*** mit roten Makulaflecken und Myoklonien ohne Demenz.

Beschrieben wurde ein 31jähriger Mann mit den oben genannten Symptomen, die sich erstmals im Alter von 29 Jahren bemerkbar gemacht hatten. In Fibroblasten wurde ein Mangel der lysosomalen Sialidase (N-Acetylneuraminidase) nachgewiesen, ohne daß die Natur des gespeicherten Lipids bekannt wäre. Bei einem Bruder des Patienten hatte ein ähnliches neurologisches Leiden im Alter von 7 Jahren begonnen.

Literatur

1. Thomas GH, Tipton RE, Ch'ien LT, Reynolds LW, Miller CS (1978) Sialidase (α-N-acetyl neuraminidase) deficiency: The enzyme defect in an adult with macular cherry-red spots and myoclonus without dementia. Clin Genet 13 : 369–379

1.3.3 Glukozerebrosidose (M. Gaucher)

Definition: Genetische degenerative Erkrankung mit Lipidspeicherung in ZNS, Leber und Milz; infantile und juvenile Formen (und Formen ohne Nervenbeteiligung).

Klinik: Von neuropädiatrischem Interesse sind nur der Typ 2 und 3.

Infantiler M. Gaucher (Glukozerebrosidose Typ 2, akuter neuronopathischer Typ): Bereits im frühen Säuglingsalter großes Abdomen, ***Hepatosplenomegalie*** und ***fehlende psychomotorische Entwicklung.*** Deutlich neurologisch auffällig spätestens ab 6. Monat mit Strabismus, ***Muskelhypertonie,*** Opisthotonus, ***Trismus,*** Schluckstörungen, Laryngospasmus, ***Hyperreflexie,*** gelegentlich Krämpfen. Tod mit etwa 1 Jahr.

Juveniler M. Gaucher (Glukozerebrosidose Typ 3, subakuter neuronopathischer Typ): Weniger einheitliches Krankheitsbild als Typ 2. Schleichender Beginn bei Kindern, Jugendlichen oder Erwachsenen mit Krampfleiden, pathologischem EEG und unterschiedlicher neurologischer Problematik (Muskelhypertonie, Strabismus, Koordinationsstörungen). Erhebliche Splenomegalie.
Am häufigsten ist die hier nicht besprochene sog. adulte Form (Typ 1, ohne Nervenbeteiligung), die schon im Kindesalter beginnen kann.

Genetik: Alle Formen sind *autosomal-rezessive Erbleiden;* die infantile Form ist panethnisch ohne rassische Bevorzugung. Innerhalb einer Familie kommt jeweils nur eine Form vor.

Pathologische Anatomie: Pathognomonisches Wahrzeichen der Krankheit sind die *Gaucher-Zellen:* Große, lipidgefüllte, PAS-positive Histiozyten im gesamten RES, besonders zahlreich in Milz, Lymphknoten, Leber und Knochenmark. Beim infantilen Typ findet man ähnliche Speicherzellen in den Virchow-Robin-Räumen des Gehirns und in der Adventitia der subkortikalen Gefäße. Neuronen scheinen selbst nicht zu speichern, zeigen aber Schrumpfungserscheinungen. Diese sind besonders ausgeprägt in tieferen Kortexschichten und den basalen Kernen. Sekundäre Demyelination.

Biochemie und Pathogenese: Genetisch bedingtes *Fehlen der* Aktivität von *Glukozerebrosidase* führt zur Akkumulation von Glukozerebrosid in den Gaucher-Zellen. Der Gehalt von Hirn, Leber und Milz an diesem Lipid ist stark erhöht, obwohl die Parenchymzellen selbst nicht speichern, sondern sekundär degenerieren und absterben. Das nicht abbaubare Glukozerebrosid stammt hauptsächlich aus dem Stoffwechsel von Leukozyten und Erythrozytenmembranen. Die Beziehungen zwischen dem für alle Formen gleich erscheinenden enzymatischen Defekt und dem unterschiedlichen Organbefall sind unklar.

Diagnostik: Verdachtsdiagnose beim schwerkranken, neurologisch auffälligen Säugling mit erheblicher Hepatosplenomegalie. *Saure Phosphatase im Serum erhöht.* Pathognomonische *Gaucher-Zellen im Knochenmark.* Enzymatische Bestätigung durch Messung der *Glukozerebrosidase in Leukozyten und Fibroblasten* mit markiertem natürlichem Substrat. Messung mit künstlichen Substraten („β-Glukosidase") weniger verläßlich. Bei Schwierigkeiten mit der enzymatischen Untersuchung (Transportprobleme, beschränkte Laborerfahrung) ist der dünnschicht-chromatographische Nachweis der Glukozerebrosidspeicherung im Leberblindpunktat ein verläßliches diagnostisches Verfahren. Für die Zwecke einer späteren pränatalen Diagnostik ist die Feststellung des Enzymdefekts jedoch unerläßlich.

Pränatale Diagnostik: Möglich mit gezüchteten Amnionzellen.

Heterozygotentests: Möglich in Leukozyten und Fibroblasten, technisch problematisch.

Literatur

M. Gaucher, Übersicht
1. Peters SP, Lee RE, Glew RH (1977) Gaucher's disease, a review. Medicine (Baltimore) 56 : 425–442

Enzymologie, Diagnostik
2. Butterworth J, Broadhead DM (1978) Gaucher's disease. Factors affecting the 4-methylumbelliferyl-β-D-glucosidase activity of cultured skin fibroblasts. Clin Genet 14 : 77–79
3. Turner BM, Hirschhorn K (1978) Properties of β-glucosidase in cultured skin fibroblasts from controls and patients with Gaucher disease. Am J Hum Genet 30 : 346–358
4. Wenger DA, Clark C, Sattler M, Wharton C (1978) Synthetic substrate β-glucosidase activity in leukocytes: A reproducible method for the identification of patients and carriers of Gaucher's disease. Clin Genet 13 : 145–153

Pränatale Diagnostik
5. Chazan S, Zitman D, Klibansky C (1978) Prenatal diagnosis of Gaucher's and Niemann-Pick diseases. Assays of glucocerebrosidase and sphingomyelinase in tissue cultures using natural substrates. Clin Chim Acta 86 : 45–49
6. Kitagawa T, Owada M, Sakiyama T, AOKI K, Kamoshita S, Amenomori Y, Kobayashi T (1978) In utero diagnosis of Gaucher disease Am J Hum Genet 30 : 322–327

1.3.4 Sphingomyelinose (M. Niemann-Pick)

Definition: Genetisches degeneratives Leiden mit Speicherung von Sphingomyelin in zahlreichen Organen. Verschiedene Formen mit und ohne Nervenbeteiligung.

Klinik: Es werden 5 Typen des M. Niemann-Pick (A, B, C, D, E) und weitere Varianten beschrieben, die nicht alle echte Sphingomyelinosen sind und nicht alle das Nervensystem befallen.

Akute neuronopathische Sphingomyelinose (M. Niemann-Pick Typ A): Häufigste Form. Befall von ZNS und inneren Organen. Beginn im Säuglingsalter mit erheblicher *Hepatosplenomegalie, Dystrophie, Verlust bereits erworbener psychomotorischer Fähigkeiten.* Bräunlich-gelbe Haut.

Manchmal „kirschroter Makulafleck". Die Kinder werden völlig schlaff und verlieren jeden Kontakt zur Umwelt. Ateminsuffizienz durch Lungenbefall. Leberinsuffizienz, Ösophagusvarizen. Tod mit 3–12 Jahren.

Chronische Sphingomyelinose ohne Nervenbeteiligung (Typ B): Definitionsgemäß kein neuropädiatrisches Leiden, doch wurden zwei Brüder mit Oligophrenie und ein Fall mit Retinaveränderungen beobachtet.

Chronische neuronopathische Sphingomyelinose (Typ C): Die Kinder sind bis ins zweite Lebensjahr unauffällig und beginnen dann erworbene Fähigkeiten zu verlieren, besonders die Sprache. Auftreten einer mäßigen Ataxie und großer Anfälle. Nur mäßige Hepatosplenomegalie. Langsam progrediente Demenz, Muskelhypertonie und Hyperreflexie, immer schwerere Anfälle. Tod mit 5–15 Jahren. Ähnliche Krankheitsbilder sind wohl zu Unrecht diesem Typ zugeordnet worden.

Typ D: Nur bei Patienten mit Abstammung aus Neuschottland. Klinisch ähnlich dem Typ C.

Typ E: Adulte, nicht neuropathische Form.

Genetik: Alle Formen sind autosomal-rezessive Erbleiden, panethnisch, mit Bevorzugung der jüdischen Rasse.

Pathologische Anatomie: Wahrzeichen ist die **Niemann-Pick-Zelle,** eine große, schaumige, lipidreiche Zelle des retikuloendothelialen Systems in Milz, Lymphknoten, Leber, Knochenmark und Lungen, phasenkontrastoptisch und elektronenmikroskopisch von der Gaucher-Zelle unterscheidbar. In Knochenmarkausstrichen färben sich diese Zellen oft blaugrün, weswegen man früher bei einigen Patienten mit Typ B vom *„Syndrom der meerblauen Histiozyten"* gesprochen hat. Nervenzellen (im ZNS und im Plexus myentericus des Darms), Gliazellen und viele andere Zellarten zeigen ähnliche Speicherungserscheinungen.

Biochemie und Pathogenese: Bei den Typen A, B und C führt ein genetisch bedingter *Mangel an Sphingomyelinase* zur Akkumulation von Sphingomyelin in zahlreichen Zellarten, deren Funktion progredient gestört wird. Bei Typ C ist die Aktivität der Sphingomyelinase allerdings nur wenig erniedrigt. Beim Typ D besteht keine wesentliche Sphingomyelinspeicherung und beim Typ E eine normale Sphingomyelinaseaktivität, so daß diese beiden Typen möglicherweise ganz andere Stoffwechseldefekte darstellen.

Diagnostik: Verdachtsdiagnose des Typs A relativ leicht beim Säugling mit schwerer psychomotorischer Entwicklungsstörung, Hepatosplenomegalie und Schaumzellen im Knochenmark; bei den anderen Typen schwer. Charakteristische Röntgenbefunde mit retikulärer Verdichtung der Lungen. Elektronen-optisch charakteristische Befunde in Rektum- und Hautbiopsiematerial. Enzymatische Diagnose durch Messung der ***Sphingomyelinase mit markiertem natürlichem Substrat in Leukozyten,*** besser ***in Fibroblasten,*** neuerdings auch mit künstlichem Substrat. Bei technischen Schwierigkeiten mit der enzymatischen Untersuchung ist der dünnschichtchromatographische Nachweis der Sphingomyelinspeicherung ein verläßliches Verfahren.

Pränatale Diagnostik: Möglich mit gezüchteten Amnionzellen.

Heterozygotentest: Möglich mit Leukozyten, sicherer mit Fibroblasten.

Literatur

Sphingomyelinspeicherkrankheiten, Übersicht
1. Brady RO (1978) Sphingomyelin lipidosis: Niemann-Pick disease. In: Stanbury JB, Wyngaarden JB, Fredrickson DS (eds) The metabolic basis of inherited disease, 4th edn. McGraw-Hill, New York, pp 718–730

Fallstudie (Typ C)
2. Harzer K, Schlote W, Pfeiffer J, Benz HU, Anzil AP (1978) Neurovisceral lipidosis compatible with Niemann-Pick disease typ C: Morphological and biochemical studies of a late infantile case and enzyme and lipid assays in a prenatal case of the same family. Acta Neuropathol (Berl) 43 : 97–104

Atypische Fälle
„Typ B mit retinalen Veränderungen"
3. Hammersen G, Oppermann HC, Harms E, Blassmann K, Harzer K (1979) Oculo-neural involvement in an enzymatically proven case of Niemann-Pick disease type B. Eur J Pediatr 132 : 77–84

„Typ B mit Oligophrenie"
4. Sogawa H, Horino K, Nakamura F, Kudoh T, Oyanagi K, Yamanouchi T, Minami R, Nakao T, Watanabe A, Matsuura Y (1978) Chronic Niemann-Pick disease with sphingomyelinase difeciency in two brothers with mental retardation. Eur J Pediatr 128 : 235–240

Abgrenzung ähnlicher Krankheitsbilder vom Typ C
5. Boltshauser E, Hanefeld F, Briner J, Spycher MA (im Druck) Ophthalmoplegische Neurolipidose. Jahrestagung der Gesellschaft für Neuropädiatrie, Berlin 1979. Hippokrates, Stuttgart

Genetik des Typs D
6. Winsor EJT, Welch JP (1978) Genetic and demographic aspects of Nova Scotia Niemann-Pick disease (Type D). Am J Hum Genet 30 : 530–538

Biochemie, Diagnostik
7. Besley GTN (1978) Diagnosis of Niemann-Pick disease using a simple and sensitive fluorometric assay of sphingomyelinase activity. Clin Chim Acta 90 : 268–278
8. Besley GTN (1978) Studies on sphingomyelinase activity in cultured cells and leukocytes. J Inherited Metab Dis 1 : 29–33
9. Vanier MT (1978) Biochemical studies in sphingomyelin storage disorders. Adv Exp Med Biol 101:731–743
10. Wenger DA (1978) Assay of β-glucosidase and sphingomyelinase for identification of patients and carriers of Gaucher's and Niemann-Pick diseases. Adv Exp Med Biol 101 : 707–717

Pränatale Diagnostik
11. Chazan S, Zitman D, Klibansky C (1978) Prenatal diagnosis of Gaucher's and Niemann-Pick diseases. Assays of glucocerebrosidase and sphingomyelinase in tissue cultures using natural substrates. Clin Chim Acta 86 : 45–49

1.3.5 Ceramidtrihexosidose (M. Fabry, M. Fabry-Anderson)

Definition: Genetisches, *die Gefäße befallendes Stoffwechselleiden mit schmerzhaften Krisen* und *Hauterscheinungen;* juveniler Beginn.

Klinik: Die Krankheit beginnt mit krisenhaften *brennenden Schmerzempfindungen* (Minuten bis Tage) in der Kindheit oder Adoleszenz. Oft dabei leichtes Fieber und erhöhte BSG. Selbstmordversuche. Langsames Hervortreten der sog. *Angiokeratome* (blaurote punktförmige Teleangiektasien) gruppiert diffus am Körper, bevorzugt an Gesäß und Nabel, gelegentlich schon in der Kindheit. Anhydrose. *Hornhautveränderungen* (Cornea verticillata), schon im Säuglingsalter und auch bei Mädchen nachweisbar. Mit zunehmendem Lebensalter *vaskuläre Komplikationen* vor allem im Herzen (Myokardischämie, Herzinsuffizienz), der Niere (Proteinurie, Niereninsuffizienz; pathologisches Urinsediment mit Lipidtröpfchen bereits im Kindesalter) und im Gehirn. Tod mit etwa 40 Jahren. Bei heterozygoten weiblichen Patienten sehr variable, gelegentlich starke Ausprägung der gleichen Symptome.

Genetik: X-chromosomales Erbleiden.

Pathologische Anatomie: Akkumulation doppelbrechenden Lipidmaterials in allen Geweben, bevorzugt in Endothel, Perithel und glatter Muskulatur der Gefäße und in Tubulusepithelien der Niere. Im Nervensystem Befall des Perineuriums peripherer Nerven, von Neuronen des autonomen Systems und somatoafferenter Bahnsysteme.

Biochemie und Pathogenese: Genetisch bedingtes *Fehlen der* lysosomalen *Alphagalaktosidase A* bewirkt die Akkumulation von Glykosphingolipiden mit Alphagalaktosylanteilen (Ceramidtrihexosid und -dihexosid) in allen Geweben. Der besonders starke Befall des Gefäßsystems verursacht die meisten klinischen Erscheinungen. Heterozygote haben intermediäre Enzymaktivitäten.

Diagnostik: Anamnese von **Schmerzattacken** mit **Fieber** und **Corneabefund** (Spaltlampe) erlauben die Verdachtsdiagnose vor Auftreten typischer Hautveränderungen. Doppelbrechendes *Lipidmaterial in Urinsediment.* Hautbiopsie (ggf. Nierenbiopsie). Biochemische Bestätigung durch *fehlende Aktivität der Alphagalaktosidase A* im Serum, Leukozyten, Fibroblasten und Gewebsproben oder durch den aufwendigeren Nachweis gespeicherter Glykosphingolipide in Urinsediment und anderem Material.

Pränatale Diagnostik: Möglich durch Nachweis fehlender Alpha-Galaktosidase-A-Aktivität in gezüchteten Amnionzellen mit männlichem Chromosomensatz.

Heterozygote weibliche Personen mit und ohne Symptome: Prinzipiell intermediäre Enzymaktivität in den genannten Materialien und erhöhte Glykolipidausscheidung. Im Zweifelsfall „Klonieren" gezüchteter Hautfibroblasten mit Nachweis von zwei Zellpopulationen mit und ohne Alpha-Galaktosidase-A-Aktivität.

Therapie: Wichtig ist die bei M. Fabry spezifische analgetische Wirkung von Diphenylhydantoin und Carbamazepin. Versuche mit Ersatz des fehlenden Enzyms sind noch schwer zu beurteilen, aber prinzipiell aussichtsreicher als bei anderen Neurolipidosen.

Literatur

M. Fabry, ausführliche Darstellung
1. Desnick RJ, Klionsky B, Sweely CC (1978) Fabry's disease (α-galactosidase A deficiency). In: Stanbury JP, Wyngaarden JB, Frederickson DS (eds) The metabolic basis of inherited disease, 4th edn. McGraw-Hill, New York, pp 810–840

Enzymatische Diagnostik
2. Bladon MT, Milunsky A (1978) Use of microtechniques for the detection of lysosomal enzyme disorders: Tay-Sachs disease, GM1-gangliosidosis and Fabry disease. Clin Genet 14 : 359–366

Experimentelle Therapie
3. Schram AW, Hamers MN, Oldenbroek-Haverkamp E, Strijland A, de Jonge A, van den Bergh FAJTM, Tager JM (1978, Properties of immobilized fig α-galactosidase and effect on ceramid content of plasma from patients with Fabry's disease. Biochim Biophys Acta 527 : 456–464

1.3.6 Ceramidose (Lipogranulomatose, M. Farber)

Definition: Genetische infantile **Lipidspeicherkrankheit des Nervensystems** und anderer Organe *mit Gelenkbefall.*

Klinik: Beginn in den ersten Lebensmonaten mit schmerzhaften ödematösen **Gelenkschwellungen,** später zunehmende knotige Verdickungen an Gelenken und Sehnenscheiden. Schluckstörungen, Erbrechen, **Heiserkeit, Stridor,** Lungenverdichtungen, **Atemnot.** Schwerkranke, schmerzempfindliche Kinder. Demenz und periphere Neuropathie erst in späteren Stadien. Je nach Intensität der Therapie (Atemhilfen) Überleben bis 10 Jahre.

Genetik: Die wenigen beschriebenen Patienten waren französischer oder portugiesischer Herkunft; wahrscheinlich autosomal-rezessives Erbleiden.

Pathologische Anatomie: **Granulomatöse Infiltrationen im Subkutangewebe** und vielen Organen mit schaumigen, lipidspeichernden Makrophagen (Lipogranulome, besonders stark in den Lungen). Ähnliches, PAS-positives Speichermaterial in Neuronen des zentralen und autonomen Nervensystems und der hinteren Wurzeln.

Biochemie und Pathogenese: Genetisch bedingtes Fehlen einer lysosomalen Ceramidase bewirkt die Ceramidspeicherung in den befallenen Zellen und deren Absterben.

Diagnostik: Das klinische Bild soll eine Blickdiagnose erlauben. (Differentialdiagnostisch: Rheumatoide Arthritis; dort keine Heiserkeit.) **Biopsie** der Granulome mit typischer Histologie und dünnschichtchromatographischem Ceramidnachweis. Ceramidasemessung in Leukozyten, wenig erprobt.

Literatur

1. Moser HW (1978) Ceramidase dificiency: Farber's lipogranulomatosis. In: Stanbury JB, Wyngaarden JB, Fredrickson DS (eds) The metabolic basis of inherited disease. McGraw-Hill, New York, pp. 707–717

1.3.7 Neuronale Ceroidlipofuszinosen (NCL), „Batten's Disease"

Definition: Heterogene Gruppe genetischer degenerativer Erkrankungen des Nervensystems mit intrazellulärer Speicherung von Lipopigmenten, die zu Erblindung und Demenz führen (gehören zu den sog. „amaurotischen Idiotien", Ähnlichkeit zu Gangliosidosen).

Klinik: Klinisch unterscheidbar sind folgende nicht ganz seltene Formen:

Infantiler finnischer Typ (Typ Hagberg-Santavuori): Beginn im Alter von 1 bis 1,5 Jahren mit Hypotonie, Ataxie von Stamm und Gliedern. Immer Entstehung einer Mikrozephalie. Gesteigerte Reflexe, Kloni, Hyperexzitabilität. Mit 2 Jahren typische Myoklonien. Krämpfe nicht obligat. Im

3. Lebensjahr ausgebranntes Stadium: Hypotonie wechselnd mit Streckspasmen und Rigidität. Erblindung durch Optikusatrophie und Makuladystrophie. Tod mit 5 oder mehr Jahren.

Spätinfantile NCL (Typ Jansky-Bielschowsky): Beginn zwischen 1,5 und 4 Jahren mit Krämpfen als prominentem Symptom. Rasch progredienter Verlauf. Erblindung und völlige Demenz innerhalb eines Jahres. Charakteristische EEG-Veränderungen.

Juvenile NCL (Typ Spielmeyer-Sjögren): Beginn im Alter von 3 bis 7 Jahren mit Sehverschlechterung („Makuladegeneration", „Retinitis pigmentosa"). Gleichzeitig oder meist später intellektuelle Störungen und Krämpfe. Langsame Entwicklung eines hyperton-hypokinetischen Syndroms. Deutliche extrapyramidale Symptome und Demenz ca. 10 Jahre nach Beginn. Zerebellare Ataxie. Keine Pyramidenzeichen. Relatives Erhaltenbleiben der Feinmotorik im Gegensatz zur frühgestörten Grobmotorik, so daß Handarbeiten in Blindenschulen noch lange möglich sind. Zu weiteren juvenilen Varianten s. die Literaturangaben. Die adulte Form ist der Typ Kuf.

Genetik: Die drei obengenannten Formen des Kindesalters sind autosomal-rezessive Erbleiden.

Pathologische Anatomie: Wahrzeichen und Ursache einer gemeinsamen Betrachtung dieser heterogenen Krankheit ist die *Akkumulation von autofluoreszierenden Lipopigmenten* mit charakteristischer elektronenmikroskopischer Struktur („curvilinear bodies") in den Neuronen und vielen anderen Zellen des Körpers.

Biochemie und Pathogenese: Gemeinsam ist den verschiedenen klinischen Formen auch die Art des gespeicherten Materials *(Ceroidlipofuszin),* obwohl das Zustandekommen der Zelleinschlüsse wohl auf unterschiedlichen Mechanismen beruht und weitgehend ungeklärt ist. Lipofuszin ist ein schwarzes Pigment, das auch in normalen Zellen alter Menschen vorkommt. Ceroid ist gelb und für diese Krankheiten charakteristisch. Kondensierte „Residualkörper" aus Ceroidlipofuszin enthalten lysosomale Hydrolasen und polymerisierte Aldehyde, die als Produkte der Peroxydation von ungesättigten Fettsäuren angesehen werden. Die Untersuchung zahlreicher Peroxydasensysteme hat bisher nicht zu schlüssigen Ergebnissen geführt. Bemerkenswert war die Feststellung eines hohen Gehaltes an Retinolsäurekomplexen („Vitamin-A-Speicherkrankheit") in dem autofluoreszierenden Material eines Falles der spätinfantilen Form. Bei der infantilen finnischen Form scheinen typische

Abnormitäten der mehrfach ungesättigten Fettsäuren vorzuliegen, doch ist der Ausdruck „Polyenfettsäurenlipidose" zu prägnant in Anbetracht der unklaren Pathogenese.

Diagnostik: Die klinische Diagnose einer juvenilen NCL kann gestellt werden, wenn sich im entsprechenden Alter zu progredientem Visusverlust mentale Störungen gesellen. *Vakuolisierte Lymphozyten* im Blutausstrich sind ein Hinweis. Diagnostisch ist bei allen Formen der Nachweis von autofluoreszierendem Speichermaterial und elektronenmikroskopisch von „curvilinear bodies" in den Geweben. Geeignet ist *Biopsiematerial* von Haut, Muskel, Nerv, Rektumschleimhaut und (bei elektronenmikroskopischer Untersuchung) Blutlymphozyten.

Therapie: Für die juvenilen Formen mit ihrer sehr langsamen Progredienz ist eine einfühlsame Betreuung durch Blindenschulen erforderlich. Medikamentöse Beeinflussungen des Krankheitsprozesses durch Antioxydantien (z. B. Vitamin E) sind schwer beurteilbar.

Literatur

Neuronale Ceroidlipofuszinosen, Übersicht
1. Zeman W, Donahue S, Dyken P, Green (1970) The neuronal ceroid-lipofuscinoses (Batten-Vogt-syndrome). In: Vinken PJ, Bruyn GW (eds) Handbook of clinical neurology, vol 10. North-Holland, Amsterdam, pp 588–679

Spätinfantile NCL
2. Wolfe LS, Ng Ying Kin NMK, Baker RR, Carpenter S, Andermann F (1977) Identification of retinoyl complexes as the autofluorescent component of the neuronal storage material in Batten disease. Science 195 : 1360–1362
3. Gross-Selbeck G, Doose H (1974) Das EEG bei der myoklonischen Variante der spätinfantilen amaurotischen Idiotie. EEG EMG 5 : 24–30

Juvenile NCL (Klinik)
4. Elze K-L, Koepp P, Lagenstein I, Steinhausen H-C, Colmant HJ, Schwendemann G (1978) Juvenile type of generalized ceroid-lipofuscinosis (Spielmeyer-Sjögren-syndrome). Neuropädiatrie 9 : 3–27

Biochemie
5. Egeskov Jensen G, Shukla VKS, Gissel-Nielsen G, Clausen J (1978) Biochemical abnormalities in Batten's syndrome. Scand J Clin Lab Invest 38 : 309–318

Infantile (finnische) NCL
6. Hagberg B, Haltia M, Sourander P, Svennerholm L, Egg-Olofsson O (1974) Polyunsaturated fatty acid lipidosis. Infantile form of so-called neuronal ceroidlipofuscinosis. Acta Paediatr Scand 63 : 753–763

Atypische Formen von NCL
7. Becker K, Goebel H-H, Svennerholm I, Wendel U, Bremer HJ (1979) Clinical, morphological, and biochemical investigations on a patient with an unusual form of neuronal ceroid-lipofuscinosis. Eur J Pediatr 132 : 197–206

8. Jervis GA, Pullarkat RK (1978) Pigment variant of lipofuscinosis. Neurology 28 : 500–503
9. Lake BD, Cavanagh PC (1978) Early-juvenile Batten's disease. A recognisable sub-group distinct from other forms of Batten's disease. J Neurol Sci 36 : 265–271

Morphologische Diagnostik
10. Nakano T, Sakai H, Kinoshita J, Yagishita S, Itoh Y (1979) The fine structure of blood cells in ceroid-lipofuscinosis (Spielmeyer-Vogt's disease). Neuropaediatrie 10 : 56–66

2 Muskuläre Hypotonie im Kindesalter – Pathophysiologie und Klinik

(U. Stephani und F. Hanefeld)

2.1 Einleitung

Muskelhypotonie ist ein häufiges Symptom im Säuglings- und Kindesalter; seine nosologische Zuordnung ist schwierig, manchmal unmöglich. Die vielfach gestellte Diagnose einer infantilen Zerebralparese trifft oft nicht zu, vielmehr können vererbte oder erworbene Störungen der Muskulatur selbst, der gesamten neuromuskulären Steuerung sowie anderer Körperfunktionen zu diesem Symptom führen. In der vorliegenden Abhandlung sollen Pathophysiologie und Klinik der muskulären Hypotoniesyndrome im Kindesalter dargestellt werden. Auf die Klinik der zerebral verursachten Hypotonieformen (z. B. in Form von Zerebralparesen) wird dabei nicht eingegangen.

2.2 Definition des Muskeltonus

Muskeltonus wird operational definiert anhand folgender drei Kriterien (Thomas u. de Ajuriaguerra, zit. nach Hirt 1973):

- *Dehnbarkeit der Muskeln,* d. h. die Größe der Exkursion der einzelnen Gelenke bei langsamer Beugung und Streckung,
- *Widerstand der Muskeln* gegen passive Bewegungen,
- *Konsistenz der Muskeln* bei manueller Palpation.

Neben der Viskoelastizität, die dem Muskelgewebe, seinen Sehnen, dem umgebenden Bindegewebe sowie dem periartikulären Gewebe inhärent ist, bestimmt die *neuromuskuläre Aktivität* den Muskeltonus:
Von Physiologen wurde seit der ersten Hälfte dieses Jahrhunderts *Tonus* als eine *Summe von „Haltungsreflexen"* angesehen, die den Körper gegen die Schwerkraft, sowie seine Glieder, den Rumpf, Hals und Kopf „zueinander einstellen". Jede *Haltung,* die nicht allein durch Schwerkraft oder andere exogene physikalische Kräfte determiniert ist, bedarf nervaler und muskulärer Aktivität. Tonus begleitet eine *Bewegung* wie ein Schatten: Jede (besonders Willkür-)Bewegung muß in ihrem Ablauf vorbereitet

und „gegründet" sein durch zusätzlich gesteuerte, unwillkürliche, wechselnde Tonusmuster in den jeweiligen Körperregionen. Unabhängig vom Ausgangstonus ist die *Kraftentfaltung* während einer Muskelkontraktion; diese kann unberührt sein, selbst wenn der Muskeltonus pathologisch verändert, z. B. deutlich herabgesetzt ist.

Während der Durchführung von „autogenem Training" kommt es, besonders bei längerer Praxis, zu einer willkürlichen Reduktion von Tonus. Im „Non-REM"-Schlaf ist der Muskeltonus leicht, im „REM"-Schlaf stark herabgesetzt; der normale Muskeltonus einer wachen, sich nicht bewegenden, liegenden Person kann physiologisch als ein Zustand der Bereithaltung ("state of preparedness") angesehen werden (gleichzusetzen mit *Ruhetonus* im Unterschied zu dem oben beschriebenen *Haltungs-* und *Bewegungstonus*).

Für die Bildung eines normalen Tonus ist also eine eigenständige, ***nervale Steuerung vorhanden,*** die abgestimmt mit oder ohne Willkürinnervation meist unwillkürlich in vorprogrammierten (Verteilungs-)Mustern Muskelgruppen erregt und die hierarchisch geordnet sein muß, wie die skizzierten Innervationsebenen zeigen.

2.3 Klinische Anatomie, Physiologie und Biochemie des Muskeltonus

Beim Erwachsenen werden Muskeltonus und Bewegungen der Skelettmuskulatur durch die in Abb. 2.1 bezeichneten ZNS-Strukturen und ihre Bahnen kontrolliert. Ihre besondere Funktion für die Tonusregulation wird im folgenden beschrieben, und zwar von peripher nach zentral.

2.3.1 Skelettmuskulatur

Die gemeinsame Endstrecke, besser das gemeinsame Erfolgsorgan für Tonus und Bewegung in dem hier gebrauchten Sinn, stellt der Skelettmuskel dar.

2.3.1.1 Physiologische Anatomie

Die z. Z. gültige Vorstellung von Muskelkontraktion und -relaxation läßt sich schematisch wie folgt darstellen (Jerusalem 1979):

1. Fortgeleitete Erregung des motorischen Nerven, Ausschüttung von Acetylcholinquanten, Anlagerung an die entsprechenden Rezeptoren der Muskelendplatte.
2. Permeabilitätsänderung der Muskelfasermembran mit Na^+-Einstrom

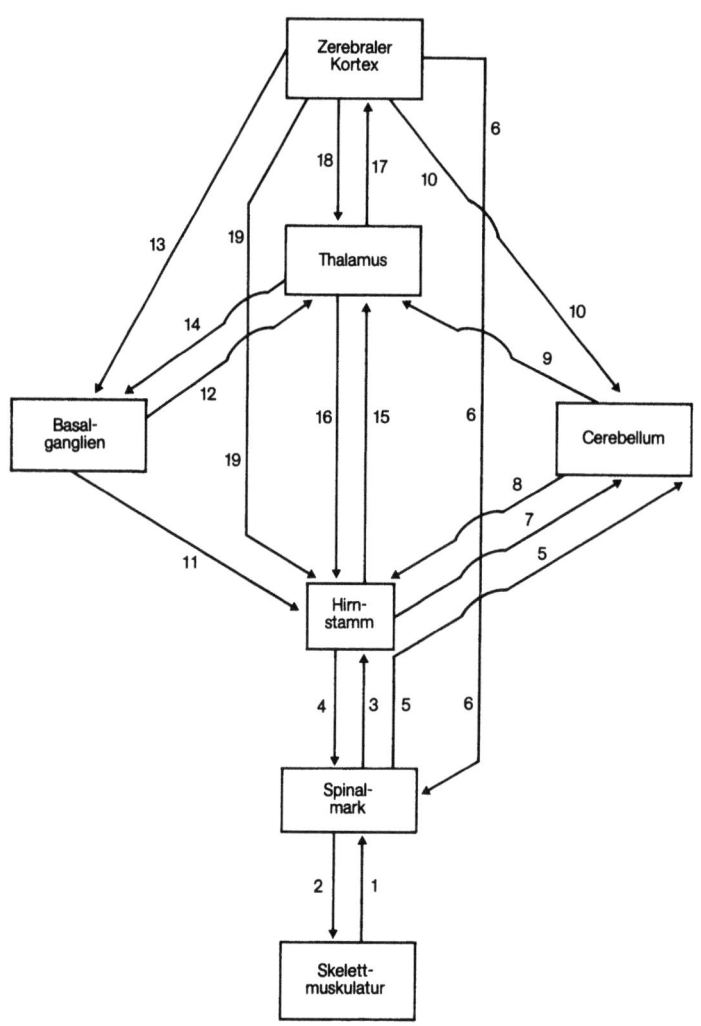

Abb. 2.1. Kontrolle von Tonus und Bewegung der Skelettmuskulatur. Beteiligte ZNS-Strukturen und -Bahnen. *1* Afferenzen von Muskelspindeln (Ia und II), Golgi-Organen (Ib) und Gelenkkapseln; *2* α-, β-, γ-Efferenzen; *3* Tractus spinobulbaris [Fasciculus gracilis und cuneatus (Hinterstrang)]; *4* Tractus rubro-, vestibulo-, tecto-, reticulo- et (indirekt) corticospinalis; *5* Tractus spinocerebellaris anterior et posterior; *6* direkter Tractus corticospinalis mit kortikalem extrapyramidalem System; *7* Tractus bulbocerebellaris, -rubrocerebellaris; *8* Tractus cerebellorubralis, -reticularis; *9* Tractus cerebello-(dentato-, embolo-) thalamicus; *10* Tractus cerebrocerebellaris; *11* Bahn von Basalganglien über Nucleus ruber, Olivenkern zum kontralateralen Cerebellum; *12* Pallidothalamische Bahn; *13* Tractus cortico-striatalis, --pallidalis, --nigralis; *14* Tractus thalamostriatalis; *15* Tractus rubrothalamicus, -bulbothalamicus (Fortsetzung vom Hinterstrang); *16* Tractus thalamorubralis; *17* Fasciculi thalamocorticales; *18* Fasciculi corticothalamici; *19* Tractus cortico-reticularis, -rubralis, --tectalis, --pontini

und K$^+$-Ausstrom, Ausbreitung des Aktionspotentials über die Muskelfaseroberfläche durch Depolarisation der Membran.
3. Fortpflanzung der Depolarisationswelle über das sarkotubuläre System (bestehend aus transversalen Tubuli, i. e. schlauchartige Einstülpungen der Muskelfasermembran, und damit benachbartem, mehr longitudinal angeordnetem sarkoplasmatischem Retikulum).
4. Depolarisation der terminalen Zisternen des sarkoplasmatischen Retikulums und Ausschüttung von Ca^{2+}-Ionen ins Sarkoplasma (Konzentration in Ruhe ca. 10^{-7} Mol, in Erregung 10^{-5} Mol Ca^{2+}-Ionen).
5. Bindung von Ca^{2+}-Ionen an Troponin, dadurch Deinhibition von Actin; Aktivierung myofibrillärer ATP-ase, (hierdurch wird die Bildung von Actin-Myosin-Komplexen ermöglicht, wobei Actinfilamente zwischen Myosinfilamente gezogen werden) und Ablauf der Kontraktion; gleichzeitig wird eine Phosphorylase zur Energiegewinnung aus Glykogen aktiviert.
6. Muskelrelaxation durch eine Mg^{2+}-abhängige Vesikel-ATP-ase, Rücktransport von Ca^{2+}-Ionen in das sarkoplasmatische Retikulum.

2.3.1.2 Biochemie

Die biochemischen Prozesse der Muskelzelle müssen in besonderem Ausmaß die Bereitstellung mechanischer Energie aus chemischen Energieträgern gewährleisten. Eine Myokinase katalysiert bei akutem Energiebedarf aus ADP und Phosphat ATP, das bei einer Kontraktion wieder verbraucht wird. Der Phosphatrest wird geliefert vom Energiezwischenträger Kreatinphosphat, der von der Kreatinphosphokinase (CPK) aus Kreatin und Phosphat (aus freien ATP-Molekülen) gebildet wird; diese letztere Phosphatübertragung erfolgt langsamer als die vom Kreatinphosphat auf ADP.

Der meist **hohe Serum-CPK-Wert bei Muskeldystrophien** resultiert **aus einem Leck der Muskelzellmembran,** das wohl sekundär auf der Basis eines noch unbekannten Stoffwechseldefektes entsteht. [Die sog. „vaskuläre Hypothese" der Pathogenese von Muskeldystrophien – Mikroembolisationen in den Kapillaren der Skelettmuskeln – und die sog. „neurogene Hypothese" – neurale Dysinnervation (bei reduzierter Intelligenz) – erklären viele Befunde bei Muskeldystrophien nur ungenügend.] Abbildung 2.2 zeigt mögliche pathophysiologische Prozesse von Zellnekrosen bei Duchenne-Muskeldystrophie, ausgehend von der Hypothese eines metabolischen Defektes (Carpenter u. Karpati 1979).

Kohlenhydrat- (ca. 70%) und **Fettstoffwechsel** (ca. 30%) **garantieren** die rasche **Verfügbarkeit von Energieträgern.** Dabei spielen Auf- und Abbau von Kohlenhydratspeicherformen, i. e. Glykogenmoleküle mit den Verzweigungen ihrer Ketten, eine klinisch relevante Rolle, seltener die

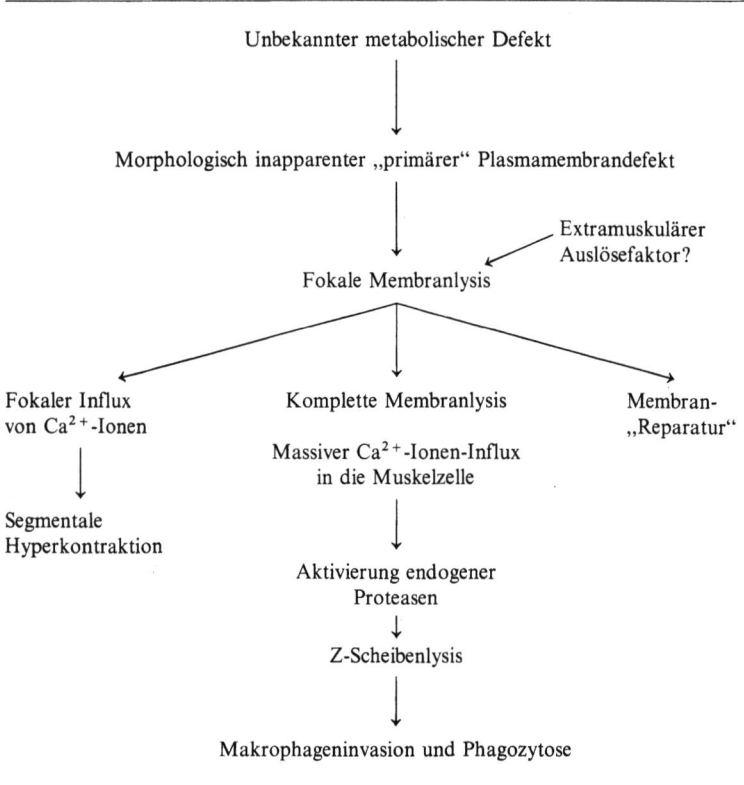

Abb. 2.2. Mögliche Pathophysiologie der Muskelzellnekrose bei Duchenne-Muskeldystrophie

Prozesse der anaeroben und aeroben Glykolyse mit Zitronensäurezyklus und oxydativer Phosphorylierung (s. Glykogenosen).

Lipide haben neben ihrer Energieträgereigenschaft auch *Funktionen beim Aufbau von muskulären Membransystemen.* Im Sarkoplasma befindliche aktivierte Fettsäuren müssen an der Mitochondrienmembran erst mittels Carnitin-Palmityl-Transferase I an Carnitin gebunden werden, um in die Mitochondrien zu gelangen, wo mittels Carnitin-Palmityl-Transferase II die Bindung der Fettsäure an Koenzym A zur Betaoxydation und zum weiteren Abbau im Zitronensäurezyklus erfolgt.

Diese Zusammenhänge spielen bei den Lipidspeichermyopathien eine Rolle; meistens handelt es sich dabei um einen metabolischen Defekt in den Mitochondrien (s. Zytochrom-b-Mangel- und MLG-Myopathie).

Proteine im Muskel stellen in Form von Myosin und Actin die kontraktilen Elemente dar; ein Myosinfilament besteht aus mehreren hundert Myosinmolekülen. Jedes Molekül besitzt ein leichtes (L-)Meromyosin ohne, und ein schweres (H-)Meromyosin mit enzymatisch aktivem Teil; im Myosinfilament sind die Molekülenden (sog. Köpfe) als spiralig um den Strang angeordnete „Prominenzen" vorhanden, die kurzfristige Bindungen ("cross bridges") mit Actinfilamenten eingehen können.

Dem Actin angelagert ist Tropomyosin mit noch ungeklärter Funktion. Troponin, als kugelig geformtes Protein, bindet Ca^{2+}-Ionen bei Erregung, so daß erst daraufhin der inhibierende Effekt auf die Bildung des Actomyosinkomplexes beseitigt ist.

Myoglobin gleicht als O_2-Träger lokale Sauerstoffspannungsabfälle im Muskel aus.

2.3.1.3 Muskelfasertypen

Über morphologische, histochemische und funktionelle Eigenschaften sowie die Innervation von Muskelfasertypen gibt Tabelle 2.1 einen Überblick. Nach Durchtrennung peripherer motorischer Nerven und Reinnervation von Muskelzellen konnte experimentell nachgewiesen werden, daß die *Differenzierung in Muskelfasertypen* weitgehend, wenn nicht ausschließlich, *neurogen* erfolgt; d. h. Muskelzellen selbst besitzen eine funktionelle Plastizität. *Je nach innervierendem Motoneurontyp sind Motorendplatten und funktionelle Ausstattung von Muskelzellen spezifisch ausgebildet.* Die neurogene Differenzierung gilt wohl auch für die Ausbildung phasischer und tonischer Rezeptorfunktionen intrafusaler Muskelfasern (vgl. Abb. 2.3 a, b). (Trotzdem sind bezüglich der Aussprossung von Nervenfasern embryofetal zu „ihren" Muskelgruppen die wegweisenden Einflüsse weitgehend unbekannt.)

Bei histopathologisch neurogenem Muskelbiopsiemuster kann der Einfluß von Motoneuronen auf die Muskelfaser aus folgenden Gründen gestört sein:

A_1: Neurogene Deinnervation (z. B. bei Durchtrennung des Axons)
A_2: Neurogene Dysinnervation (z. B. gestörte Übertragung des nervalen Einflusses auf die Muskelzelle)
B_1: Myogene Deinnervation (z. B. durch Trennung eines Muskelfaseranteils von dem die neuromuskuläre Synapse tragenden Teil; bei longitudinalem "splitting" oder quer verlaufender, fokaler Läsion)
B_2: Myogene Dysinnervation (gestörte Aufnahme und Weiterleitung des nervalen Einflusses auf den Muskel durch eine „myogene" Schädigung)
C_1: Primäre Nicht-Innervation (z. B. während der embryo-fetalen Entwicklung, während Muskelregeneration in vivo)
(A_1, B_1 und C_1 stellen dabei real existierende, A_2 und B_2 eher hypothetische Mechanismen dar.)

Tabelle 2.1. Eigenschaften motorischer Einheiten

Eigenschaften	Muskelfasertypen		
	Typ 1	Typ 2 A	Typ 2 B
Morphologisch			
Größe der motorischen Einheit	klein	groß	groß
Farbe	rot	rot	weißlich
Zahl der Mitochondrien	viele kleine	viele große	wenige kleine
Histochemisch			
Energiegewinnung	stark oxydativer Metabolismus	stark anaerober Metabolismus	stark anaerober Metabolismus
Energieträger	viel Fett, wenig Glykogen	viel Glykogen, wenig Fett	
Sauerstoffträger	myoglobinreich	myoglobinreich	myoglobinarm
Myofibrilläre ATP-ase (pH 9,4)-Aktivität	niedrig	hoch	hoch
Oxydative Enzyme	hoch	niedrig	niedrig
Funktionell			
Kontraktionsgeschwindigkeit	langsam	schnell	sehr schnell
Ermüdbarkeit	langsam	langsam	schnell
Kraftentwicklung	gering	stärker	sehr stark
Funktion bei	Tonus, Haltung	rasche Bewegungen ohne länger anhaltende Kraftentfaltung	kürzeste, schnellste Kontraktion
Innervation			
α-Motoneurongröße	klein	groß	
Axondurchmesser	gering	größer	
Nervenleitgeschwindigkeit	ca. 85 m/s.	ca. 100 m/s.	
Impulsfrequenz	niedrig	höher	
Impulsdauer	länger	kürzer	

Wahrscheinlich sind **Typ-1-Muskelfasern** die **wesentlichen Erfolgsorgane von Muskeltonus**. Sie werden *innerviert durch „tonische"* α-*Motoneuronen*, die je nach Erfordernis (Ruhetonus, Reflextonus) in wechselndem Umfang „rekrutiert" werden. Bei normaler Bewegung werden Typ-2A-Fasern, bei rascher kraftvoller Bewegung Typ-2B-Fasern durch phasische α-Motoneuronen innerviert.

2.3.2 Segmental-neurale Kontrolle von Muskeltonus

2.3.2.1 Muskelspindeln

Die Innervation von Muskelfasern durch spezifische α-Motoneurone besitzt in Form von *Muskelspindeln ein „Hilfsorgan"* (s. auch Abb. 2, 3a, b und Tabelle 2.2).

Der spinale Reflexbogen funktioniert in der Form, daß bei extrafusaler Dehnung z. B. von Streckmuskeln während einer Beugung die Endigungen der intrafusalen Muskelspindeln *durch diese Dehnung zum „Feuern" angeregt* werden: Bei rascherer Dehnung mehr die Primärendigungen, bei langsamerer Dehnung – z. B. einer normalen Beugebewegung – mehr die Sekundärendigungen. Durch Ia- und II-Afferenzen werden jeweils monosynaptisch oder – unter Zwischenschaltung von Interneuronen – polysynaptisch phasische oder tonische und phasische α-Motoneurone erregt: Phasische oder/und tonische extrafusale Muskelfasern kontrahieren sich mit schnellerer oder langsamerer Kontraktionsgeschwindigkeit. β-Fasern können sowohl extra- wie intrafusale Muskelfasern innervieren. Bezüglich spinaler Inhibitionsmechanismen s. Kap. 2.3.3.

Die Beeinflußbarkeit der „Feuer"-Rate von Spindelendigungen durch tonische und phasische γ-Innervation wird in Tabelle 2.2 angegeben für verschiedene Muskeldehnungszustände.

Der *„Spindelapparat"* dient der nervalen Muskelsteuerung als *Servomechanismus* und als *Rückkopplungsorgan für Muskellänge und -längenänderung* (Streckreflextonus = Haltungstonus). Auch in Ruhe existiert eine spontane γ-Neuronen-Aktivität ebenso wie Spindelafferenzimpulse: Hierin liegt wohl das physiologische Substrat für Ruhetonus.

Tabelle 2.2. Das Verhalten von Spindelafferenzen unter dem Einfluß tonischer oder phasischer γ-Innervation

Spindelafferenzen bei	Innervation durch	
	tonische γ-(schnelle β-) Fasern	phasische γ-(langsame β-) Fasern
Konstanter Muskellänge	Entladungsanstieg in Ia- und II-Afferenzen	Entladungsanstieg in Ia- und II-Afferenzen
Rascher Muskelstreckung	Reduziert die phasische Sensitivität der Ia-Endung	Verstärkt die phasische Sensitivität der Ia-Endung
Muskelentspannung	Adaptiert intrafusale Muskeln, so daß die Primärendigung auch bei abnehmender Muskellänge noch feuern kann	Deutliche Reduktion der Sensitivität der Primärendigung

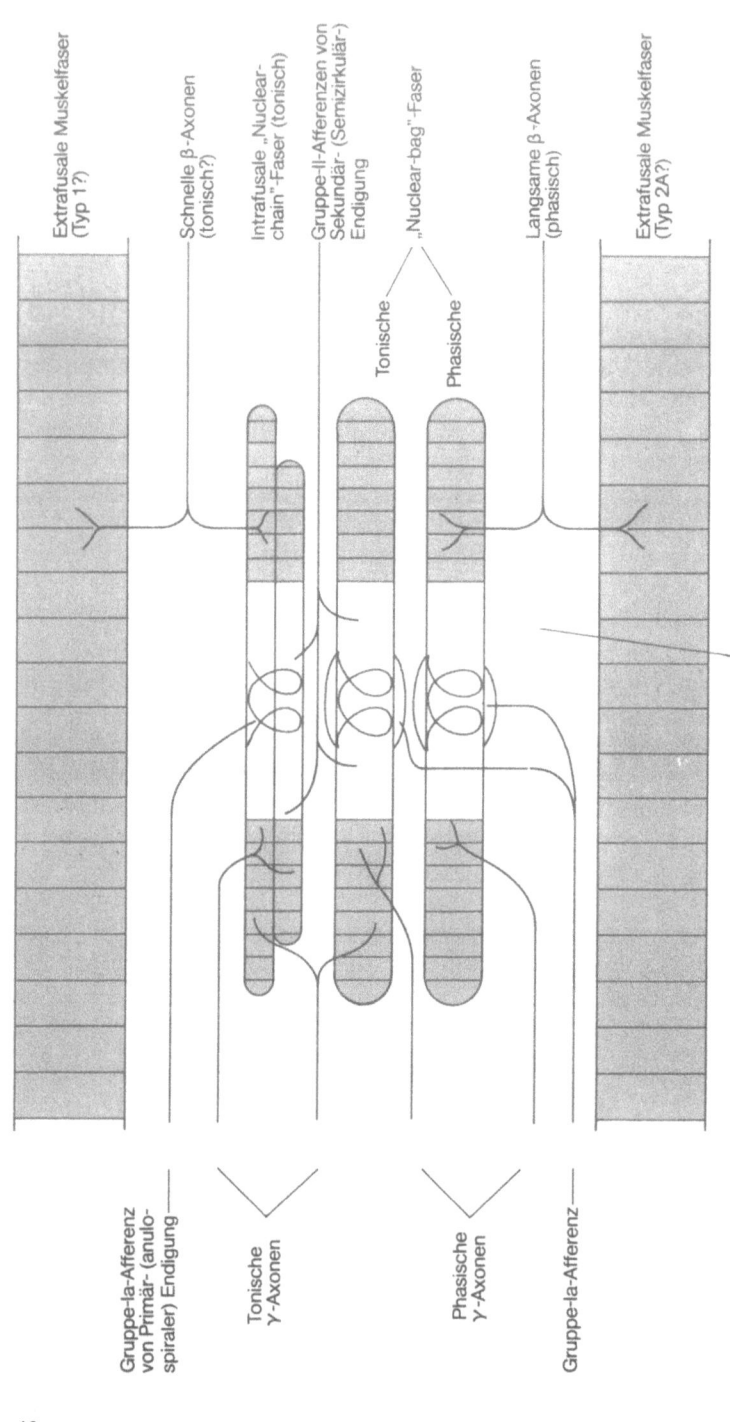

Abb. 2.3. a Rezeptororgane und neurale Verbindungen der Muskelspindel

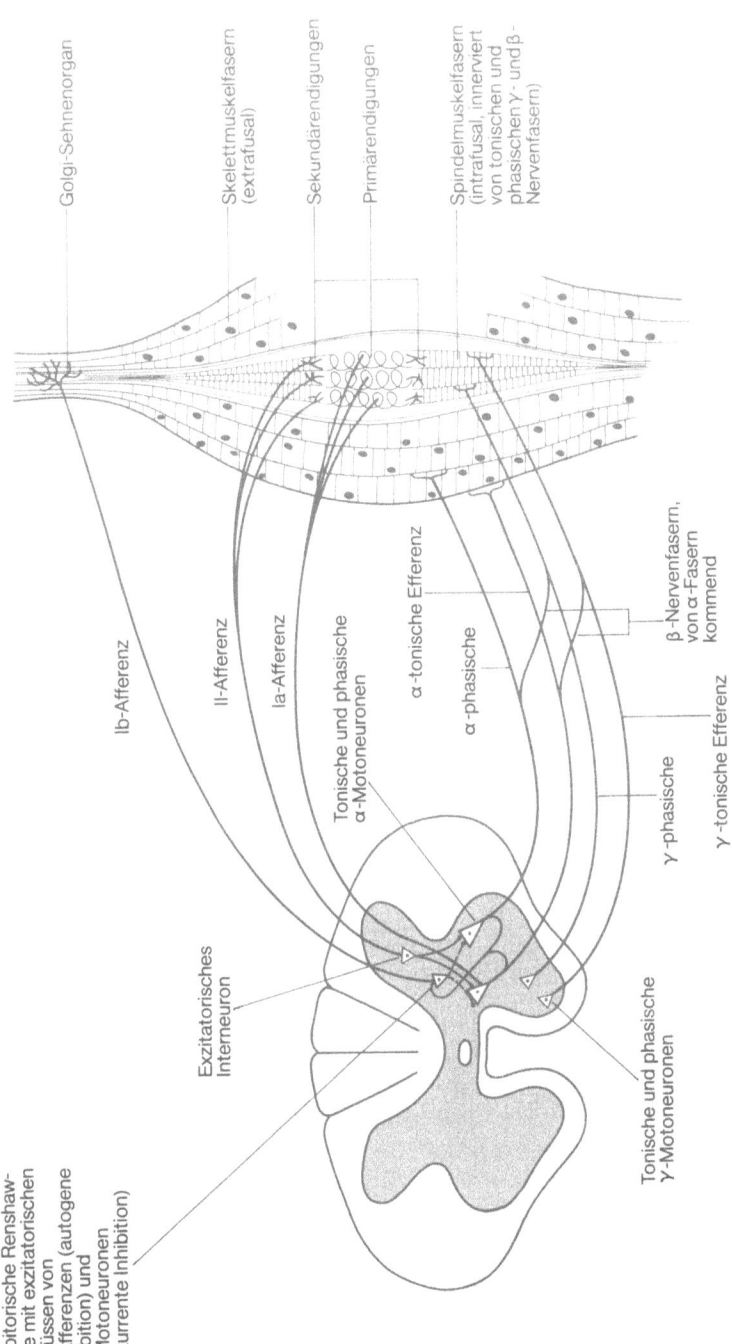

Abb. 2.3. b Schema des spinalen Reflexbogens mit Rückenmarksegment, Muskelspindel, Golgi-Sehnenorgan und Skelettmuskelfasern
---- inhibitorische Konnektionen mit α-Motoneuronen

Noch unklar ist, ob tonische α-Motoneurone gleichzeitig mit γ-Motoneuronen von absteigenden spinalen Bahnen (α-γ-Kopplung) erregt werden und die Spindelschleife nur als Verstärker fungiert, oder ob α-Motoneurone nur via Muskelspindeln und deren Afferenzen erregt werden.
Sowohl phasische Reflexe (z. B. Muskeleigenreflexe) als auch tonische Reflexe werden durch Muskelspindeln mittels deren differenzierten Eigenschaften vermittelt.

Eine Unterbrechung von Spindelafferenzen (Unterbrechung des Reflexbogens) führt zu ausgeprägter Hypotonie. Ebenfalls resultiert eine Hypotonie bei selektiver preripherer Blockade von γ-Fasern (auch β-Fasern), indem die reduzierte Empfindlichkeit der Spindelendigungen kaum noch Impulse über Ia- und II-Afferenzen zu spinalen α-Motoneuronen kommen läßt: Besonders tonische α-Motoneurone feuern geringer.
Andererseits stimuliert der Jendrassik-Handgriff wahrscheinlich die γ-Innervation gleichzeitig mit einer Herabsetzung der Aktivierungsschwelle für α-Motoneurone. Bei „spastischen Patienten" ist unklar, ob eine Zunahme phasischer γ-Innervation und/oder mangelnde Hemmung spinaler Reflexe eine Hyperexzitabilität induziert. Bei Parkinson-Patienten wurde bei selektiver Reduktion phasischer γ-Impulse ein Anstieg tonischer γ-Impulse gefunden.

2.3.2.2 Peripheres Neuron

Im Bereich des neuromuskulären Überganges haben besonders pharmakologische Studien zu detaillierten Kenntnissen der *präsynaptischen Synthese, Speicherung und Freisetzung von Acetylcholin,* dessen Bindung an postsynaptische Rezeptoren und anschließende Degradation durch Cholinesterasen geführt.

Bei der Behandlung der Myasthenia gravis sowie bei Vergiftungen spielen diese Kenntnisse eine Rolle.
Im übrigen wurden bei ca. 90% der Patienten mit Myasthenia-gravis-Syndrom zirkulierende Antikörper gegen Acetylcholinrezeptoren gefunden.

Periphere Nerven bestehen aus unterschiedlich dicken Axonen und Markscheiden; sie führen ein Geflecht von tonischen und phasischen, intra- und extrafusalen α-, β- und γ-Axonen, Afferenzen von Spindeln (Ia und II), Golgi-Organen (Ib) und anderen sensiblen Endungen jeweils mit unterschiedlichen Nervenleitgeschwindigkeiten.
Distale Anteile von *Axonen und Dendriten* werden dadurch *trophisch versorgt, daß* im Nervenzellkörper synthetisierte *Proteine, Lipide* und andere *Funktions- und Strukturträger* mit unterschiedlichen Geschwindigkeiten nach *distal transportiert werden* (s. Tabelle 2.3). Ein *Rückstrom zum Nervenzellkörper* wurde *ebenfalls beobachtet* und damit das Auftreten von nach zentral transportierten Toxinen und Viruspartikeln erklärt.
Nach experimenteller Unterbindung oder Durchtrennung eines Nerven ist

Tabelle 2.3. Schneller und langsamer axonaler Transport: Transportierte Strukturen und Organellen. (Nach Dustin 1978)

Schneller Transport: –40 mm/Tag	Langsamer Transport: –5 mm/Tag
Ca^{2+}-Ionen	Axoplasma?
Acetylcholin	Zellstrukturproteine
Fucosylglykoproteine	Neurofibrillen
Andere Glykoproteine	Neurotubuli
Mukopolysaccharide	Tubulin
Tubulin?	Lösliche Proteine
Acetylcholinesterase	Cholinacetyltransferase
Dopa-Decarboxylase	Monoaminooxydase
Dopaminhydroxylase	Lysosomen
Tyrosin-Hydroxylase	Mitochondrien
"nerve growth factor"	Endoplasmatisches Retikulum
Neurosekretorische Granula mit z. B. Noradrenalin	
Mitochondrien	

sowohl proximal wie auch distal der Unterbrechungsstelle der axoplasmatische Stau zu beobachten.

Bezüglich des Mechanismus des neuroplasmatischen Transports ist noch nicht entschieden, welche Bedeutung dabei die Mikrotubuli der Axonen (komplexe Polymere aus Tubulin), die Neurofilamente (komplexe Polymere aus Filarin) und das sarkoplasmatische Retikulum besitzen, die in unterschiedlichen Zahlenverhältnissen je nach Dicke und Myelinisierung von Axonen zu finden sind.
Das bei der Behandlung der Leukämie angewandte Vincristin greift an Mikrotubuli an und stoppt den schnellen Transport, meist reversibel.

Die in Tabelle 2.3 aufgeführten Strukturen und Organellen werden mit Sicherheit in ihrer Bedeutung für physiologische und pathophysiologische neuronale Prozesse bald besser eingeordnet werden können.

2.3.3 Spinale Einflüsse auf den Muskeltonus

Zur Aufrechterhaltung eines normalen Muskeltonus gehört die *Innervationssteuerung von Agonisten, Antagonisten* (i. e. meist Flexoren und Extensoren), ipsilateral und kontralateral, die größtenteils *im Spinalmark organisiert* ist.

Bis auf die Muskeleigenreflexe (phasische Dehnungsreflexe) sind alle Reflexe polysynaptisch. So auch die tonischen Dehnungsreflexe, wobei während zunehmender Muskeldehnung erst die tonischen, später die phasischen α-Motoneuronen durch Ia-Afferenzen aktiviert werden. Eine zentral organisierte α-γ-Kopplung (s. S. 50) verhindert, daß bei einer extrafusalen Muskelkontraktion die Muskelspindeln durch nachlassende intrafusale Spannung ihre Empfindlichkeit verlieren; eine gleichzeitige *reziproke* α-γ-*gekoppelte* Inhibition bewirkt, daß der Antagonist während der Kontraktion des Agonisten nicht über die Dehnung seiner eigenen Muskelspindel ebenfalls Kontraktionsimpulse erhält.

Segmental hemmende Einflüsse tragen auch zum normalen Muskeltonus bei (s. Abb. 2.3 b): Die bei zunehmender Muskelspannung verstärkt „feuernden" Golgi-Organe inhibieren *autogen* via Ib-Fasern die α-Motoneuronen; die von großen phasischen α-Motoneuronen gleichzeitig mit jedem efferenten Impuls *rekurrent* aktivierten Renshaw-Zellen inhibieren kleine tonische α-Motoneurone.

Außerdem kommt es segmental zu einer *reziproken* Inhibition von Extensoragonisten, wenn sich z. B. ein Flexorantagonist kontrahiert (s. oben), zusätzlich zur zentral ausgelösten Inhibition.

Sowohl die *autogene* Inhibition über den Ib-inhibitorischen Reflexweg wie auch die *rekurrente und reziproke* Ia-Inhibition erfolgt im Zusammenwirken mit vielen anderen Afferenzen peripheren wie supraspinalen Ursprungs, die alle auf Interneuronenebene konvergieren, um ein multisensorisches Reflexrückkopplungssystem zu formieren.

Ein Beugereflexsystem (normalerweise durch Schmerzreize aktiviert) spielt eine große Rolle bei Spastizität, wo die inhibitorische Kontrolle der Beugereflexe durch das retikulospinale System vermindert ist; vermutlich auch bei Muskelkrämpfen als dysregulierter positiver Feed-back-Mechanismus.

Lange sind die von der Hals-, speziell der Nackenmuskulatur hervorgerufenen tonischen Nackenreflexe (STNR, ATNR) bekannt. Physiologischerweise bei Frühgeborenen zu beobachten, können sie auch an Katzen nach bilateraler Labyrinthektomie provoziert werden. Die auslösenden Rezeptoren wurden bisher nicht eindeutig identifiziert. Muskelspindeln sind in dorsalen Halsmuskeln zahlreich(50–100/g Muskelgewebe) und extrem zahlreich (bis 500/g) in kleinen perivertebralen Muskeln vorhanden, wobei viele in Tandemformation angeordnet sind. Die Spindeln besitzen meist mehrere tonische „Nuclearchain"-Fasern und nur eine „Nuclear-bag"-Faser. Ob propriospinal oder spinobulbospinal, die im lateralen Funikulus absteigenden Bahnen haben monosynaptisch Verbindungen zu Motoneuronen selbst und auch zu Interneuronen in der Lamina 7 der spinalen Vorderhörner, welch letztere Teil eines Ia-reziprok inhibierenden Reflexweges sind (α-γ-gekoppelter, reziprok inhibierender Reflexweg).

2.3.4 Supraspinale Einflüsse auf den Muskeltonus

2.3.4.1 Hirnstamm

Supraspinale Einflüsse auf den Muskeltonus bzw. ihr Fehlen sind an Patienten mit spinalem Querschnittssyndrom zu erkennen. Bei einem hohen, vollständigen spinalen Querschnitt resultiert eine Paraplegie in Flexion mit gesteigerten Flexoren-, Extensoren-, Sexual- und Massenreflexen, bei unvollständiger Transsektion eine Paraplegie in Extension mit erhöhtem Extensorentonus in Hüfte, Knie und Sprunggelenken und gesteigertem Adduktorentonus mit gekreuztem Adduktorenreflexen.

Vom Hirnstamm kommen für die Erhaltung des Muskeltonus** folgende **Bahnen (s. auch Abb. 2.1): Vestibulo-, retikulo- und rubrospinaler Trakt. Gemeinsam haben sie Funktionen beim Aufrichten und bei der Haltungskontrolle der Rumpf-, rumpfnahen und der Halsmuskulatur. So aktiviert der rubro-, wohl auch der medullär-retikulospinale Trakt spinale Interneurone mit exzitatorischer Wirkung auf Flexormotoneurone und inhibitorischer Wirkung auf Extensormotoneurone. Die Wirkungen der kortikospinalen Bahnen sind hierzu gleichsinnig. Andererseits vermittelt der vestibulospinale Trakt (wohl auch die pontinen retikulospinalen Fasern) exzitatorische Wirkung auf Extensoren und inhibitorische auf Flexoren.

Die flexorenstimulierenden Interneurone liegen dabei spinal räumlich getrennt (in Laminae 5 und 6) von den extensorenstimulierenden (in Laminae 7 und 8).

Tonische Labyrinthreflexe (Sprungbereitschaft beim Säugling) bewirken eine Einstellung des Körpers in der Gravitation; zusammen mit den *tonischen Nackenreflexen* resultiert eine annähernd vertikale Körperhaltung mit gestreckten Beinen und gebeugten Armen. Die sog. Stellreflexe bedienen sich im wesentlichen dieser beiden tonischen Reflexe. Statokinetische Reflexe sind tonische Reaktionen auf lineare oder rotatorische Beschleunigungsreize. Vestibuläre Überfunktion ist mit Lagehalluzination, Schwindel und einer Hyperexzitabilität von lumbosakralen Extensormotoneuronen, überwiegend γ-tonischen Motoneuronen, verbunden. Vestibuläre Hypofunktion geht mit einer gleichseitigen Reduktion der Haltungskontrolle (besonders des tonischen Streckreflexes) einher.

Die Abb. 2.4 gibt Reflexe an, die bei tierexperimentellem Querschnitt verschiedener Höhe im Gehirn hervortreten. Bei diesen Läsionen grobmechanischer Art tritt also eher ein Haltungshypertonus auf, d. h. daß die jeweils über dem Querschnitt liegenden Strukturen einen inhibitorischen Einfluß direkt oder indirekt auf die darunterliegenden ausüben.

2.3.4.2 Cerebellum

Die Tabelle 2.4 gibt eine Übersicht über Strukturen, Funktionen und Störungen im Cerebellum.
Nucleus-dentatus-Läsionen bewirken u. a. verminderte Sensitivität von Haltungsreflexen durch eine Reduktion tonischer γ-Impulse. Außerdem ist die Fähigkeit reduziert, mechanische Oszillationen von antagonistischen Muskelpaaren zu dämpfen: Es resultiert ein Intentions- und Haltungstremor. „Dentatektomien" sind beim Menschen gefolgt von ipsilateraler Flexorenhypotonie und einem Verlust an Beugehaltungen. Das generelle Konzept besonders des Nucleus dentatus besagt, daß hier ein „Präprogramm" angelegt ist, das bei Initiierung von Bewegung die antigravitatorischen tonischen Muskelfunktionen inhibieren und Beugehaltungen einstellen läßt, besonders deutlich in proximalen Extremitätenmuskeln.

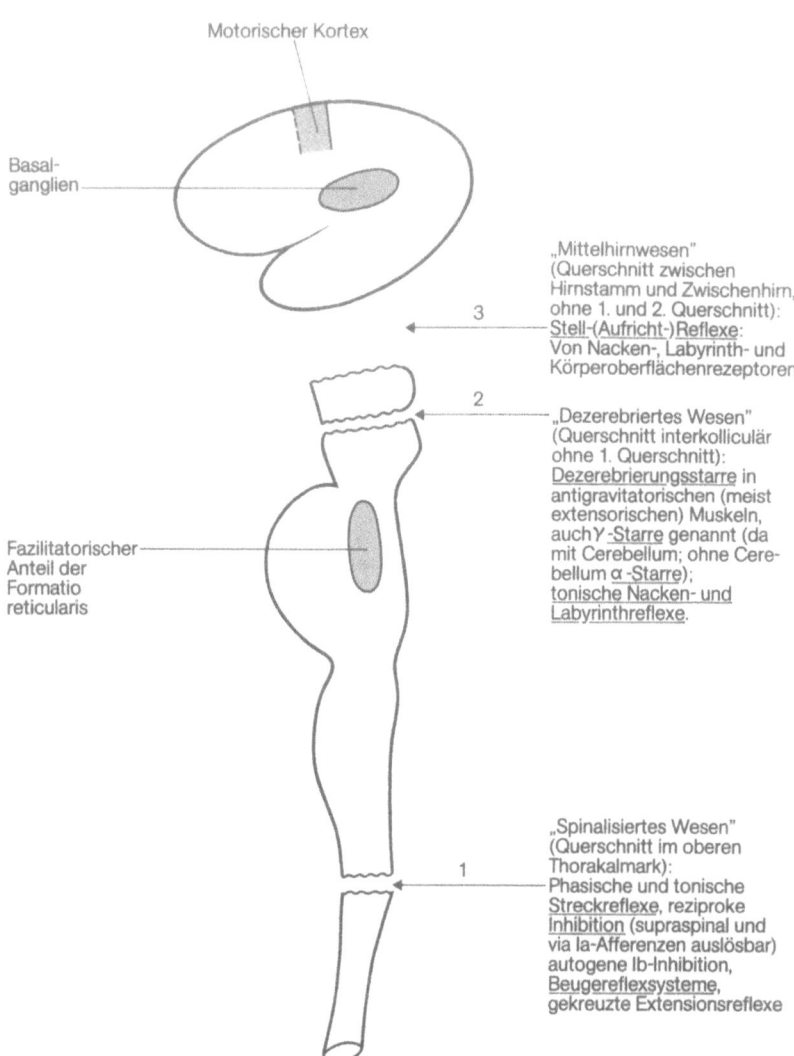

Abb. 2.4. Von verschiedenen Höhen der Neuroaxis ausgelöste Haltungsreflexe. Nebenbemerkung: Eine γ-Starre kann durch Unterbrechung der Hinterwurzeln aufgehoben werden, d. h. sie wird primär vermittelt über die Spindelschleife; eine α-Starre wird durch direkte Aktivierung von α-Motoneuronen induziert. (Nach Afifi u. Bergman 1980)

Tabelle 2.4. Anatomische, physiologische und pathophysiologische Eigenschaften des Cerebellum

Phylogenese und Anatomie	Konnektionen	Funktionen	Dysfunktionen
Archicerebellum Nodulus und Flocculus Lobus posterior	Afferenzen: Vestibulo- und spinozerebellare Bahnen		
Lobus simplex (anatomisch zum Lobus medius gehörend)	Efferenzen: Bahnen zu den Tractus vestibulo-, olivo-, reticulo- und rubrospinales, zum Thalamus und Vierhügel	Gleichgewichtserhaltung	Abasie Astasie Rumpfataxie
Palaeocerebellum Lobus anterior (rostralis)	Afferenzen: Vestibulo- und spinozerebellare Bahnen Efferenzen: s. Archicerebellum	Tonusregelung, Koordination	Hypotonie Ataxie
Neocerebellum Lobus medius: aus Lobus simplex (s. Archicerebellum) und Lobus complicatus	Afferenzen: Vom Cerebrum direkt oder über die Pons; vom extrapyramidalen System über Nucleus ruber und olivaris	Tonusregelung, Koordination	Hypotonie Extremitätenataxie Dysmetrie Asynergie Dysdiadochokinese Intentionstremor Asthenie
Kleinhirnkerne: Nucleus dentatus, Nucleus emboliformis, Nucleus globosus, Nucleus fastigii (die drei letzteren gehören phylogenetisch zum Archicerebellum)	Efferenzen: Zum Nucleus ruber, olivaris und zum Thalamus		

Dysmetrie und *Dysdiadochokinese* sind dagegen eher **Symptome von Kleinhirnrindenläsionen.**

2.3.4.3 Extrapyramidales System und Thalamus (s. auch Abb. 2.1)

Das extrapyramidale System übt über Efferenzen des Globus pallidus – via ventroanterioren, ventrolateralen und zentralen Kern vom Thalamus – Einfluß auf den motorischen Kortex aus (s. unten). Dabei reguliert eine Vielzahl von Reglerkreisen die Motorik.

Von den Arealen 4 und 6 (Brodmann) des Kortex über
- Putamen, Pallidum, ventroanterioren Thalamuskern zurück zu Areal 4 und 8: Förderung motorischer Efferenzen.
- Nucleus caudatus, Pallidum, Nucleus lateropolaris thalami zu den Arealen 4 s und 6: Hemmung motorischer Efferenzen, Läsionen führen zu Dystonie und Hyperkinese.

Von den Arealen 4, 6 und 8 teils direkt, teils über Basalganglien zur Substantia nigra und Nucleus ruber, dann zurück zum Thalamus und den Feldern 4 a und s. Dieser Leitungsbogen wirkt eher dämpfend auf motorische Rindenfelder, Läsionen führen zu Hypertonien und wohl auch zum „Zittern" (s. M. Parkinson).

Von den Arealen 6 und 8 über die Ponskerne zum Cerebellum, von dort über
- den Nucleus dentatus und zentralen Thalamuskern zur Gegenseite zurück,
- den Nucleus emboliformis und zentralen Thalamuskern zum Striatum. Läsionen dieser Regelkreise führen zu zitternden und athetoiden Störungen bei intendierten Bewegungen.

Der Nucleus ruber besitzt eine zentrale Stellung: Außer den bereits beschriebenen Konnektionen besitzt er Verbindungen über die Oliven zum Kleinhirn und von dort Bahnen zum Nucleus ruber selbst zurück oder über den Thalamus zum Kortex.

Erkrankungen des Pallidum ergeben durch Enthemmung des über den Nucleus ruber vermittelten Kleinhirntonus und durch Wegfall der vom Striatum ausgehenden Impulse das typische Bild der ***Parkinson-Erkrankung*** (auch als Folgezustand der Encephalitis lethargica, der Little- und Wilson-Krankheiten möglich) mit ***Tonussteigerung, Zahnradphänomen*** und ***Bewegungsarmut.***

Erkrankungen des Striatum führen zu stärkerer Enthemmung des Pallidum, was sich in ***Hypotonie, Hyperkinesen, choreatiformen, athetoiden*** und ***myokloniformen Bewegungsmustern*** äußern kann. Läsionen im Bereich der Thalamuskerne können ebenfalls zu Muskelhypotonie führen.

2.3.4.4 Zerebraler Kortex

Auch **als Folge zerebraler Erkrankungen** kann eine **Muskelhypotonie** transient oder permanent auftreten (z. B. bei einer ataktischen Diplegie und Verletzungen des Parietalhirns).

Stimulation des motorischen Kortex evoziert über die Pyramidenbahn geleitete Bewegungen. Neurophysiologische Versuche haben aber ergeben, daß nur etwa 4% der Fasern der Pyramidenbahn von den Betz-Riesenzellen des Kortex stammen. Ungefähr 40% nehmen ihren Ursprung im Gyrus postcentralis und im Parietalhirn. Ein Großteil der Fasern der Pyramidenbahn stammen von kortikalen Projektionen des Thalamus, der

Basalganglien, der Formatio reticularis und des Hirnstammes (s. oben). Sie sind Teile des sog. kortikalen extrapyramidalen Systems, das große Bedeutung für die Entstehung der klassischen Pyramidenbahnzeichen hat. Eine isolierte *Läsion der pyramidalen Strukturen* unter Erhaltung der Fasern des genannten extrapyramidalen Systems bewirkt *Muskelhypotonie, Verlust der Bauchhautreflexe* und ein *Babinski-Zeichen.*
Die typische *Hypertonie* und *Hyperreflexie* der Pyramidenbahnläsion entsteht erst, *wenn auch die kortikalen extrapyramidalen Fasersysteme geschädigt* sind.
Das Phänomen der zentralen Hypotonie läßt sich jedoch auch mit diesen Beobachtungen nur unzureichend erklären. In der Humanpathologie sind hierfür wahrscheinlich sehr komplexe Störungen anzunehmen, die neben dem pyramidalen und extrapyramidalen auch das zerebelläre System betreffen.

2.4 Krankheitsbilder und klinische Syndrome mit Muskelhypotonie

Zwischen den oben beschriebenen Ergebnissen und Befunden aus Anatomie, Physiologie, pathologischer Anatomie und Pathophysiologie einerseits und den am muskelhypotonen Kind gemachten Beobachtungen andererseits klaffen erhebliche Verständnislücken.
Von peripher nach zentral werden im folgenden die wesentlichen Krankheitsbilder und klinischen Syndrome mit muskulärer Hypotonie im Kindesalter beschrieben. Dabei wurde dem verbreiteten Einteilungsprinzip gefolgt, das relativ artefiziell beispielsweise Strukturmyopathien von metabolischen Myopathien trennt. *Viele pathologische Muskelstrukturen sind unspezifisch;* Muskelgewebe hat nur begrenzte Möglichkeiten, auf mannigfaltige Störungen – auch außerhalb des Muskels selbst – different zu ,,antworten". Zunehmend werden früher den Strukturmyopathien zugerechnete Erkrankungen heute mit metabolischen Störungen (gelegentlich sogar neuralen Störungen) in Verbindung gebracht (s. Jerusalem 1979).
Zahlenmäßig am größten und wegen ihres unaufhaltsamen fatalen Verlaufs am belastendsten sind die Gruppen der Patienten mit Duchenne-Muskeldystrophie und mit spinaler Muskelatrophie (Werdnig-Hoffmann-Krankheit). Etwa *20–30% der Patienten einer Muskelspezialsprechstunde* sind selbst unter Anwendung verfeinerter histochemischer und elektronenoptischer Verfahren *nosologisch nicht einzuordnen.* In diesen Fällen bleibt nur die Möglichkeit einer genauen Dokumentation von klinischen und laborchemischen Befunden und von Verlaufsbeobachtungen.

2.4.1 Erkrankungen mit überwiegend myogener Hypotonie
2.4.1.1 Kongenitale (strukturale) Myopathien

Verteilung von Hypotonie und Schwäche	Klinische Befunde und Symptome, Manifestationsalter (M)	Pathogenese und Genetik (G)	Serumenzyme	EMG	Biopsie, weitere Diagnostik	Diagnose
Proximal betonte Rumpf- und Extremitätenhypotonie und Schwäche	Meist infantile Hypotonie (gelegentlich späterer Beginn); keine oder geringe Progression von Schwäche und Hypotonie (stärkere Progression möglich); verzögerte statomotorische Entwicklungen, Hyporeflexie (besonders PSR betroffen) (Sehr stark variable Verläufe in einer Familie)	Wohl meist auf noch unbekanntem metabolischem Defekt beruhend G: Sporadisch, autosomal rezessiv oder dominant vererblich	Meist normal oder gering erhöht	Meist normal, leicht myopathisch oder neuropathisch	Meist durch Histochemie (HC) und Elektronenmikroskopie (EM) nachweisbare Strukturen mit fraglicher Spezifität; z.Z. keine pränatale Diagnose möglich	
Evtl. Beine mehr als Arme betroffen Evtl. zusätzliche Ptose	Gehäuft mit kongenitaler Hüftgelenksluxation, Pes cavus, Kyphoskoliose, längsovaler Gesichtsform, hohem Gaumen. Intelligenz normal. Gelegentlich mit maligner Hyperthermie kombiniert. Leichte Kontrakturen möglich	Neurogene Komponenten: Ähnlichkeit zu „Target"-Fasern, Typ-2-Faser-Verarmung, Typ-1-Faser-Prädominanz, meist Typ-1-Fasern befallen. Cores auch bei peronäaler Muskelatrophie	Normal bis leicht erhöht	Normal, leicht myopathisch	HC: Zentrale oder exzentrische Cores vorwiegend in Typ-1-Fasern EM: Strukturierte Cores mit myofibrillärer Querstreifung, unstrukturierte Cores: zerstörte Querstreifung	„Central-core"-Myopathie
Oft Gesichts-, Nacken- und Atemmuskeln mitbetroffen	Postpartal Saug- und Schluckschwierigkeiten und respiratorische Probleme (oft kontrollierte Beatmung notwendig), gehäuft mit „Marfan"-ähnlicher Gestalt, Pes excavatum, Kyphoskoliose, Gesichtsform, längsovaler hohem Gaumen	Neurogene Komponenten: Deutliche Typ-2-Faser-Verarmung; "rods" entstehen auch unter differenten Bedingungen, z.B. bei reduzierter Muskelspannung	Normal	Meist myopathisch, gelegentlich neuropathische Muster	HC: "rod" = stäbchenförmige, "nemaline" = wurmförmige Strukturen "Rods" enthalten Komponenten aus Actin, Tropomyosin und Z-Streifen EM: "Nemaline" Strukturen, ähnlich wie Z-Streifen	"Nemaline"- oder "Rodbody"-Myopathie

Oft mit Ptose, Schwäche der externen Augenmuskeln, der Gesichtsmuskeln, der laryngealen Muskeln	Evtl. zusätzlich subdurale Hämatome, Krampfanfälle, Apnoeanfälle, respiratorische Insuffizienz. Postpartale Atemschwäche. Normale bis reduzierte Intelligenz. Dysmorphe Stigmata G: Sehr selten X-chromosomal (rezessiv) vererbt; meist wie strukturale Myopathien allgemein	Neurogene Komponenten: EEG-Abnormalitäten, ähnliches Bild wie bei zentralem Hirnschaden Muskelschläuche stellen *nicht* entwicklungsgehemmte Muskelschläuche (etwa der 12. embryofetalen Woche) dar	Normal bis leicht erhöht, selten stark erhöht	Myopathisch, gelegentlich neuropathische oder myotone Entladungen	HC: Zentrale Kerne, reduzierte Faserdurchmesser, in zentraler Faserzone mehr oxydative und glykolytische Enzyme EM: "Z band streaming" Perinukleäre Degenerationsprodukte, abnorme Mitochondrien Sonderform mit Typ-1-Faser-Hypotrophie möglich	Zentronukleäre (myotubuläre) Myopathie
Generalisierte Muskelhypotonie und -schwäche, evtl. Beine stärker als Arme betroffen (oft ähnlich der Werdnig-Hoffmann-Krankheit, mit distaler Beteiligung und milderem Verlauf)	Sehr variables klinisches Bild: komplizierte Geburt, postpartal respiratorische Insuffizienz, kongenitale Hüftgelenksluxationen, frühe Kontrakturen, besonders im Hand- und Fußbereich, evtl. Tortikollis, andererseits überstreckbare Hand- und Fußgelenke. Hoher Gaumen. Kleine Statur (<10.Perzentile), niedriges Gewicht (<10.Perzentile) nach dem Säuglingsalter (Geburtsmaße normal). Im Verlauf von Infekten schwere respiratorische Probleme. Sprach- und Intelligenzentwicklung normal; gelegentlich Makrozephalus. Nach dem 2. Lebensjahr statischer Verlauf oder langsame Besserung	Unklare Pathogenese Disproportion oft unspezifisch	Normal bis leicht erhöht	Meist myopathisch, evtl. neuropathische Komponenten	HC: Typ-1-Fasern hypotroph, Typ-2-(besonders -2B-)Fasern normal groß oder hypertroph (Dies ist auch bei myotoner Dystrophie möglich.)	Kongenitale Fasertypdisproportion

Die folgenden Syndrome werden zwar zu den Strukturmyopathien gezählt, sind jedoch nur durch auffällige histochemische und/oder elektronenmikroskopische Muskelstrukturen gekennzeichnet, welche bei ganz unterschiedlichen Erkrankungen gefunden werden können.

Die sog. *„Fingerprint"-Myopathie* ist histochemisch durch Typ-1-Faser-Atrophie, Typ-2-Faser-Hypertrophie, subsarkolemmale und perinukleäre lamellenähnliche Einschlüsse charakterisiert; in der Elektronenmikroskopie findet man die Fingerabdruck-ähnlichen Strukturen in Typ-1-Fasern, wahrscheinlich sind es degenerierende Mitochondrien. „Fingerprints" kommen auch bei myotoner Dystrophie, kindlichen Myositiden und Ceroidlipofuszinose vor.

Bei der sog. *„sarkotubulären" Myopathie* gibt es histochemisch ein Myopathiemuster, bei dem kleine Vakuolen in Typ-2-Fasern mehr als in Typ-1-Fasern zu finden sind; elektronenoptisch sieht man ein dilatiertes sarkoplasmatisches Retikulum; außerdem scheint die Vakuolenwand aus Retikulummembran zu bestehen, was auf eine unbekannte Membranstörung des sarkoplasmatischen Retikulums hinweist.

Die *"Reducing-body"-Myopathie* hat histochemisch paranukleäre Einschlußkörperchen, die RNA und Glykogen enthalten und Tetrazoliumsalze reduzieren. Keine spezifischen elektronenmikroskopischen Befunde. Diese "reducing bodies" kommen auch bei Coxsackie-Virus-Myositiden vor.

"Minimal-change"-Myopathie sowie eine Myopathie mit Auflösung von Typ-1-Fasermyofibrillen sind weitere Syndrome ohne eigene Entität, deren Name bereits die pathologische Auffälligkeit beschreibt.

Alle diese Syndrome können mit generalisierter oder eher proximal betonter Schwäche und Hypotonie einhergehen. Mögliche, hinter den pathologischen Strukturen verborgene, einheitliche Krankheitsbilder werden überwiegend autosomal rezessiv vererbt.

Sehr seltene mitochondriale Myopathien mit nur einigen wenigen Fallbeschreibungen stellen folgende Syndrome dar:

Bei der mitochondrialen Myopathie mit Cytochrom-b-Mangel wurde klinisch eine belastungsinduzierbare Muskelschwäche gefunden, die in Ruhe reversibel ist. Histochemisch sind in Typ-1- und -2A-Fasern subsarkolemmal rote Ablagerungen (gleich Neutralfett) in der Trichromfärbung erkennbar, elektronenoptisch intramitochondrial rechteckige Kristalle.

Die MLG-Myopathie (Mitochondrien-Lipid-Glykogen-Myopathie) ist wiederum ein nach histochemischen Befunden benanntes Krankheitsbild unklarer Genese. Sie manifestiert sich gewöhnlich in der Neonatalperiode mit generalisierter Hypotonie und Schwäche, evtl. auch Atem- und Saugstörungen; die Cytochrom-b-Mangel-Myopathie wird dagegen erst im späten Kindesalter deutlich manifest.

2.4.1.2 Metabolische Myopathien

a) Mitochondriale Myopathien

Verteilung von Hypotonie und Schwäche	Klinische Befunde und Symptome, Manifestationsalter (M)	Pathogenese und Genetik (G)	Serumenzyme	EMG	Biopsie, weitere Diagnostik	Diagnose
Gehäuft Ptose, externe Ophthalmoplegie; meist Gliedergürtel-, Halsflexoren-, aber auch generalisierter Muskelbefall möglich	Klein- bis Minderwuchs; meist Manifestation in späterer Kindheit, dann Pigmentretinopathie, evtl. Katarakt, intellektueller Abbau; Ataxie, Schwerhörigkeit; verminderte respiratorische Vitalkapazität und ventilatorische Antwort auf erhöhte pCO_2-Werte im Blut; öfter Pyruvat- und Laktaterhöhung im Serum. Evtl. Salzhunger Evtl. mit Kardiomyopathie M: Vom Neugeborenenalter bis ins Schulalter möglich	Keine einheitliche Krankheit. Noch unbekannte metabolische Defekte mit sekundären morphologischen und biochemischen Veränderungen, primär wohl Störungen der oxydativen Phosphorylierung, bzw. der Atmungskette überhaupt G: Vermutlich autosomal-rezessiv (Lipidtyp autosomal-dominant)	Normal bis mäßig erhöht	Normal oder leicht myopathisch, auch neuropathisch möglich	HC: "Ragged-red"-Fasern in Trichromfärbung, oxydative Enzymreaktion vermehrt. Evtl. stark vermehrte sarkoplasmatische Lipide. EM: Vermehrt unspezifisch pathologische Mitochondrien. Evtl. EKG-Abnormalitäten. Pränatale Diagnose z. Z. nicht möglich	Mitochondriale Myopathien (weitgehend identisch mit Ophthalmoplegia plus-Syndrom)
Evtl.: Schwäche fazial, pharyngeal, Rumpf und proximale Extremitäten	TRIAS: Externe Ophthalmoplegie, Retinitis pigmentosa und kardialer AV-Block. Meist zusätzlich EEG-Anomalien, Optikusatrophie, Schwerhörigkeit, Kleinwuchs, erhöhte Liquorproteinkonzentration. M: Meist erst nach dem 8. Lebensjahr	Evtl. mit sensomotorischer Neuropathie kombiniert. Hypothetisch: Persistierende Virusinfektion? G: autosomal-dominant oder sporadisch	Normal bis mäßig erhöht	Normal oder leicht myopathisch	HC: "Ragged-red"-Fasern. Fettspeicherung. Wie bei mitochondrialen Myopathien (s. oben) Pränatale Diagnose z. Z. nicht möglich	Kearns-Sayre-Syndrom

b) Lipidspeichermyopathien

Verteilung von Hypotonie und Schwäche	Klinische Befunde und Symptome, Manifestationsalter (M)	Pathogenese und Genetik (G)	Serumenzyme	EMG	Biopsie, weitere Diagnostik	Diagnose
Heterogene Lokalisationen, proximal und /oder distal betont möglich, außerdem evtl. Gesichts-, Nacken- und Atemmuskulatur mitbetroffen	Schwäche kann fluktuieren, geringe oder keine Progredienz, evtl. kardiale Mitbeteiligung, Myalgien; selten episodische Anorexie, Nausea und Erbrechen; enzephalopathische Syndrome möglich M: Kleinkindesalter	Carnitin wird in der Leber synthetisiert, dann auf andere Organe verteilt: 1) Synthesestörung in der Leber (Therapie: D-, L-Carnitin oral) 2) Carnitinpassagestörung in der Muskelmembran (Therapieversuch: Kortikosteroide intermittierend, evtl. zusätzlich Propranolol) Effekt von Carnitin in der Muskelzelle S. 44 G: autosomalrezessiv	Erhöht	Myopathisch, selten neuropathisch	HC: Triglyzeridspeicherung vorwiegend in Typ-1-Fasern, fettvakuolige Myopathie Diagnose: Nachweis des Carnitinmangels in Muskel, Leber und Serum Cave: Carnitinmangel auch in Muskeln bei MLG-Myopathie! Pränatale Diagnose z. Z. nicht möglich	Myopathie bei Carnitinmangel
Nach körperlicher Belastung eher generalisierte Schwäche	Myalgien, Myoglobinurie M: Schulkindesalter	Enzym 1 koppelt im Sarkoplasma langkettige Fettsäuren an Carnitin, Enzym 2 entkoppelt sie intramitochondrial. G: autosomalrezessiv	Während einer Attacke erhöht	Normal	HC: Fettspeicherung wie bei Carnitinmangel Diagnose: Nachweis des Enzymmangels in der Muskulatur. Pränatale Diagnose z. Zt. nicht möglich	Myopathie bei Carnitin-Palmityl-Transferase-Mangel

c) Myopathien bei Glykogenosen

Verteilung von Hypotonie und Schwäche	Klinische Befunde und Symptome, Manifestationsalter (M)	Pathogenese und Genetik (G)	Serumenzyme	EMG	Biopsie, weitere Diagnostik	Diagnose
Proximale Hypotonie, Schwäche und Atrophie, sehr selten auch distal; Atemmuskulatur evtl.	Manifestationsalter different (intrauterin bis 6. Lebensjahrzehnt); Kardio- und Hepatomegalie, Nierenbeteiligung Typ I: Schwere infantile Form: Klinisches Bild der Werdnig-Hoffmann-Krankheit kombiniert mit Kardio- und Hepatomegalie; führt zum Tod im frühen Kleinkindesalter Typ II: Spätinfatile Form: Manifestation später, ohne Kardiomegalie; evtl. verzögerte geistige Entwicklung	Amylo-1, 4-Glukosidase-Mangel (saure-Maltase-Mangel) Variabilität klinischer Verläufe mit unterschiedlich starkem Befall innerer Organe hypothetisch durch Synthesestörungen von Isoenzymen erklärbar. Beteiligung der Muskeln direkt oder indirekt über einen Befall der Motoneuronen. G: autosomalrezessiv	Leicht bis mittelstark erhöht	Myopathisch, besonders in Stammuskeln, evtl. auch neuropathisch, pseudomyotone Entladung	HC: Glykogen-vakuoläre Degeneration. EM: Membran der Glykogen-„Säcke" identisch mit der des transversalen Tubulussystems. Diagnose: Enzymmangelnachweis Typ I: in Muskel und Leber Typ II: in Muskel, Leber, Fibroblasten. Infantile und spätinfantile Form: Saurer Maltasemangel, infantile Form außerdem: neutraler Maltasemangel. Pränatale Diagnose möglich in kultivierten Amnionzellen	Myopathie by Glykogenose Typ 2 (M. Pompe)
Allenfalls mäßige proximale, distale oder generalisierte Hypotonie und Schwäche, wesentlich milder als Typ 2	Verzögerte statomotorische Entwicklung, Hypoglykämie, Ketose. Hepatomegalie kann im Jugendalter spontan verschwinden M: Neugeborenen- bis Erwachsenenalter	Amylo-1, 6-Glukosidase-Mangel, vorwiegend in Leber und Muskel. Kein „debranching" des Glykogens G: autosomalrezessiv	Normal bis leicht erhöht	Normal oder neuropathisch oder myopathisch, evtl. pseudomyotone Entladungen	HC: PAS-Reaktion: Exzessive Glykogenansammlung EM: Glykogen intrasarkoplasmatisch und subsarkolemmal. Diagnose: Nachweis des Enzymmangels in Muskel, Leber und Leukozyten mittels mehrerer Bestimmungsverfahren. Pränatale Diagnose möglich	Myopathie bei Glykogenose Typ 3 (M. Cori, M. Forbes)

c) Myopathien bei Glykogenosen *(Fortsetzung)*

Verteilung von Hypotonie und Schwäche	Klinische Befunde und Symptome, Manifestationsalter (M)	Pathogenese und Genetik (G)	Serumenzyme	EMG	Biopsie, weitere Diagnostik	Diagnose
Wenn Skelettmuskulatur betroffen, dann proximal betont	Hepatosplenomegalie, Leberzirrhose; sehr variable, sehr seltene Krankheit. Tod in früher Kindheit nach Manifestation im ersten Lebensjahr	Amylo-1, 4-1, 6-Transglukosidase-Mangel, kein "branching" des Glykogens. G: autosomalrezessiv	?	?	HC: Basophiles Speichermaterial PAS-positiv. Enzymmangelnachweis in Leukozyten. Pränatale Diagnose möglich in kultivierten Amnionzellen	Myopathie bei Glykogenose Typ 4 (M. Anderson) Amylopektinose
Hypotonie und Schwäche eher proximal	Belastungsinduzierte Muskelschmerzen, Schwäche und Krämpfe, Kontrakturen. Myoglobinurie; Nierenversagen möglich. Bewußtseinsstörungen. M: In der Kindheit meist nur leichte Ermüdbarkeit	Phosphorylasemangel im Skelettmuskel: kaum Glukoseabspaltung von Glykogen G: Autosomalrezessiv	Normal, bei Attacke evtl. erhöht	Myopathisch, bei Attacke keine Aktionspotentiale	HC: Evtl. subsarkolemmal gelegene PAS-positive Vakuolen. Negativer Ausfall der Phosphorylasereaktion EM: Glykogenspeicherungen, degenerative Muskelfaserveränderungen Diagnose: Nach Ischämietest kein Serumlactat- und -pyruvatanstieg. Histochemisch: Phosphorylasemangel, viel Glykogen. Keine pränatale Diagnose durchführbar	Myopathie bei Glykogenose Typ 5 (McArdle-Syndrom)
Generalisiert, selten skapuloperonäal betont	Belastungsinduzierte Muskelschwäche mit Krämpfen – Myoglobinurie, Bewußtseinsstörungen. M: Kleinkindesalter	Phosphofruktokinase-Mangel 4 Isoenzyme G: Autosomal-rezessiv	Leicht bis mittelgradig erhöht	Normal bis myopathisch	HC: Subsarkolemale PAS-positive Vakuolen. Negative Phosphofruktinasereaktion. EM: unspezifische Glykogenspeicherung. Diagnose: Klinik und Histochemie. Pränatale Diagnose nicht indiziert	Myopathie bei Glykogenose Typ 7 (M. Tarui)

d) Myopathien bei Erkrankungen im Schilddrüsenhormonsystem

Verteilung von Hypotonie und Schwäche	Klinische Befunde und Symptome	Pathogenese	Serumenzyme	EMG	Biopsie, weitere Diagnostik	Diagnose
Gelegentlich generalisiert, selten mit okulärer und bulbärer Beteiligung	Schwäche und Hypotonie können typischen Symptomen der Hyperthyreose vorausgehen. Evtl. gesteigerte Muskeltrophik. MER lebhaft bis gesteigert, nach Belastung Myalgien und Muskelkrämpfe	Unklare Pathogenese im Rahmen erhöhter Schilddrüsenhormonproduktion	Normal	Myopathisch verkürzte Kontraktion	HC: Geringe myopathische Veränderungen ohne Signifikanz. EM: Hypertrophie und Anomalien von Mitochondrien. Diagnostik mit endokrinologischer Abklärung	Akute oder chronische hyperthyreote Myopathie
Myasthenisches Syndrom	5% der Myastheniekranken erleiden einen Hyperthyreoidismus. Symptome der Myasthenie werden gebessert durch die Behandlung der Hyperthyreose (0,5% der Hyperthyreoten acquirieren myasthenische Symptome und Befunde)	Pathogenetischer Zusammenhang nicht geklärt; Thyroxin verschlechtert die Myastheniesymptome	?	Myasthenische Reaktion	Diagnostik mit endokrinologischer Abklärung	Thyreotoxikose mit myasthenischer Symptomatik
Befällt passager kurz zuvor belastete Muskelgruppen	Besonders bei jugendlichen und erwachsenen Orientalen, klinisch ähnlich der hypokaliämischen Lähmung. Gesichts-, Schluck- und Zwerchfellmuskulatur immer ausgespart	Wahrscheinlich Anomalie der Ca^{2+}-Pumpe des sarkoplasmatischen Retikulums und/oder der Muskelfasermembran	?	Während der Lähmung keine elektrische Aktivität ableitbar	HC: Selten vakuoläre Myopathie EM: Proliferation und fokale Dilatationen des sarkoplasmatischen Retikulums und Tubulussystems Diagnostik mit endokrinologischer Abklärung	Hyperthyreote periodische Lähmung
Augenmuskelparese mit Diplopie (besonders Parese des M. rectus superior)	Meist beidseitiger, z. T. schmerzhafter Exophthalmus, evtl. Papillenödem, Chemosis	Unklar; Beteiligung von TSH, LATS und EPF vermutet	?	?	Diagnostik mit endokrinologischer Abklärung	Exophthalmische Ophthalmoplegie bei Thyreotoxikose
Vorwiegend Becken- und Oberschenkelmuskulatur, gelegentlich auch Schultergürtel	Symptome der Hypothyreose mit Myxödem, hypertrophierte Muskulatur, „myotone" MER, im EEG evtl. hypersynchrone Aktivität	Verlangsamung des Ca^{2+}-Ionentransports, der Ca^{2+}-Kopplung. Veränderte Synthese von Membranbestandteilen	Meist pathologisch erhöht	Myopathisch verlängerte Kontraktions- und Relaxationszeit	HC: Leicht myopathische Veränderungen, Muskelfaserkaliber vergrößert. EM: Myofibrilläre, mitochondriale und sarkotubuläre Anomalien Diagnostik mit endokrinologischer Abklärung	Hypertrophia musculorum vera (Kocher-Debré-Semelaigné-Syndrom) bei Hypothyreose

e) Myopathien bei anderen endokrinen Störungen

Verteilung von Hypotonie und Schwäche	Klinische Befunde und Symptome	Pathogenese	Serumenzyme	EMG	Biopsie, weitere Diagnostik	Diagnose
Proximal betonte symmetrische Muskelschwäche	Leichte Ermüdbarkeit, lebhafte MER, psychisch meist depressiv; Symptome der Hyperparathyreoidose. Bei primär endokriner Störung; auch Symptome der Rachitis möglich	Ionenpermeabilitätsstörungen an erregbaren Membranen	Alkalische Phosphatase erhöht	Myopathisch	HC: myopathisch (unspezifisch)	Myopathie bei Hyperparathyreoidismus
Proximale Verteilung, gelegentlich auch generalisiert	Kombination endokriner und myopathischer Veränderungen	Pathogenetischer Zusammenhang zwischen STH-Erhöhung und Myopathie ungeklärt	CPK oft erhöht	Myopathisch	HC: Leichte, diagnostisch unspezifische Veränderungen: Atrophie und Hypertrophie beider Fasertypen	Myopathie bei hypophysärer Akromegalie
Beckenbodenmuskulatur, proximale Beinmuskeln, selten Schultergürtel, noch seltener distale Verteilung	Cushing-Symptome; Korrelation zwischen Hyperkortizismus und der Myopathie kaum herstellbar. Cave: Auch bei iatrogener Steroidmedikation möglich, z. B. bei Behandlung von (Dermato-)Myositiden!	Durch Katabolismus bedingt. Genauer Mechanismus unklar. Therapieversuch mit Diphenylhydantoin angezeigt			HC: unspezifisch myopathisch	Steroidmyopathie
Generalisierte Muskelschwäche, selten Gehund Stehunfähigkeit, evtl. auch Gesichts-, Sprach-, Schluck- und Atemmuskulatur betroffen	Rasche Ermüdbarkeit, Adynamie, gelegentlich muskuläre Kontrakturen	Myopathie im Zusammenhang mit Elektrolytstörungen?	Normal	Myopathisch, selten neuropathisch	HC: Faserkalibervariation mit Hypertrophie, Typ-2-Fasern meist atrophisch	Myopathie bei M. Addison

2.4.1.3 Muskeldystrophien

a) X-chromosomal-rezessiv vererbte Muskeldystrophien

Verteilung von Hypotonie und Schwäche	Klinische Befunde und Symptome, Manifestationsalter (M)	Pathogenese	Serumenzyme	EMG	Biopsie, weitere Diagnostik	Diagnose
Vorwiegend Beckengürtel, später auch Schultergürtel betont; distale kräftiger als proximale Muskeln, Kniebeuger kräftiger als M. quadriceps, M. deltoideus kräftiger als M. biceps/triceps Fußbeuger/Adduktoren kräftiger als Dorsiflektoren/Abduktoren. Handbeuger kräftiger als Handstrecker Kopfstrecker kräftiger als Kopfbeuger	Beginn zwischen 0 und 3 Jahren, progrediente Verschlechterung kontinuierlich oder schubweise; mit 12 Jahren rollstuhlpflichtig, mit 20 Jahren Tod an Atem- und Herzinsuffizienz (Kardiomyopathie), Gowers-Manöver im Kleinkindesalter, Pseudohypertrophie der Waden, der Mm. deltoideus und temporalis. Intelligenzverteilung um ca. 20 Punkte nach unten verschoben	Unklar (s. auch Abschn. 2.3.1.2)	Stark erhöht, in Spätstadien nur noch deutlich erhöht (CPK-Isoenzyme?)	Myopathisch, evtl. Fibrillationspotentiale	HC: myopathisches Gewebsmuster mit Faserdegeneration (isoliert oder kleinherdig) Pathologische Variabilität der Faserkaliber, mesenchymale und lipomatöse Vakatwucherung EM: Minderung des Mitochondriengehalts, Zunahme des sarkotubulären Systems. EKG: hohe R-Welle (rechts präkordial), tiefe Q-Wellen (linkspräkordial), Sinustachykardie. Pränatale Diagnose: Betroffen sind 50% der männlichen Feten bei Konduktorinnen	Progressive Muskeldystrophie Typ Duchenne
Prinzipiell wie beim Typ Duchenne, nur wesentlich milder	Beginn zwischen 6 und 18 Jahren, bis weit ins Erwachsenenalter gehfähig, Lebenserwartung nur gering verkürzt	Unbekannt, s. Typ Duchenne	Deutlich erhöht	Myopathisch	HC: myopathisch (s. Duchenne-Typ)	Progressive Muskeldystrophie Typ Becker
Proximal betont, milder Verlauf	Zusätzlich frühe Kontrakturen; Lebenserwartung nur gering verkürzt	Unklar	?	?	?	Benigne Muskeldystrophie mit frühen Kontrakturen

a) X-chromosomal-rezessiv vererbte Muskeldystrophien (Fortsetzung)

Verteilung von Hypotonie und Schwäche	Klinische Befunde und Symptome, Manifestationsalter (M)	Pathogenese	Serumenzyme	EMG	Biopsie, weitere Diagnostik	Diagnose
Vorwiegend Schultermuskeln und Muskulatur des Unterschenkels betroffen	Beginn in 1. oder 2. Lebensdekade; oberarm-, unterschenkelbetont atrophisch; Tendenz zu Kontrakturen, mehr distal; Spitz- und Klumpfußkontrakturen, Flexionskontrakturen in Ellenbogen. Kardiomyopathie. Tod mit ca. 40 Jahren	Unklar	Anfangs stark erhöht, später normal	Myopathisch, evtl. neuropathische Veränderungen	HC: myopathisch, Dystrophiezeichen	Skapulo- peronäale Muskeldystrophie (selten!)

b) X-chromosomal-dominant vererbte Muskeldystrophien

Verteilung von Hypotonie und Schwäche	Klinische Befunde und Symptome, Manifestationsalter (M)	Pathogenese	Serumenzyme	EMG	Biopsie, weitere Diagnostik	Diagnose
Schwere proximal betonte Hypotonie	Neben milderen Verläufen Schweregrade bis hin zum „weiblichen Duchenne"-Typ möglich	Unklar	?	?	?	Geschlechtsgebundene Muskeldystrophie bei Mädchen (selten!)

c) Autosomal-rezessiv vererbte Muskeldystrophien

Verteilung von Hypotonie und Schwäche	Klinische Befunde und Symptome, Manifestationsalter (M)	Pathogenese	Serumenzyme	EMG	Biopsie, weitere Diagnostik	Diagnose
Vowiegend Schultergürtel	Beginn 2. bis 50. Lebensjahr, sehr variabler Verlauf, Lebenserwartung nach Beginn aber meist verkürzt	Unklar	Leicht erhöht	Myopathisch	HC: myopathisch, Dystrophiezeichen	Scapulohumerale Muskeldystrophie (selten!)
Benigne, chronisch progrediente, isolierte Quadrizepsatrophie und Parese	Im Jugendlichen- und Erwachsenenalter einsetzend	Fragliche neurogene Komponenten?	Normal	Meist myopathisch, evtl. neuropathische Muster	?	Quadrizepsmyopathie (selten!)
Proximale Betonung mit stärkerer Beteiligung der Becken- als der Schultermuskulatur	Beginn zwischen 5 und 13 Jahren, Pseudohypertrophie der Waden, reduzierte Muskeleigenreflexe	Unklar	Normal (selten erhöht)	?	HC: myopathisch, Dystrophiezeichen	Autosomal-rezessive Muskeldystrophie des Kindesalter (selten!)
Proximal betont; Saug- und Schluckschwierigkeiten, Mitbeteiligung von Gesichts- und okulären Muskeln, auch Atemmuskeln möglich	Klinisch bereits bei Geburt manifest, oft rasche Progredienz mit Tod in den ersten Lebensjahren möglich, auch stationärer Verlauf mit leichter Besserung bis hin zur Gehfähigkeit (Kriterien für Einteilung unklar) 50% haben Gelenkkontrakturen bei Geburt („Arthrogryposis-Syndrom"), Kontrakturen können sich auch danach noch entwickeln. MER fehlen meist. Zusätzlich schwere mentale Retardierung bei der Unterform	Neurogene Komponenten: Zerebrale und zerebellare Mikropolygyrie, temporale Agyrie, mentale Retardation; im CT: in weißer Substanz diffuse Bezirke deutlich verminderter Dichte	Normal bis leicht erhöht, anfangs evtl. stark erhöht	Myopathisch	HC: myopathisch, Dystrophiezeichen	Kongenitale Muskeldystrophie mit der Unterform der kongenitalen Muskeldystrophie plus ZNS-Malformation (Fukuyama/Kamashita)

d) Autosomal-dominant vererbte Muskeldystrophien

Verteilung von Hypotonie und Schwäche	Klinische Befunde und Symptome, Manifestationsalter (M)	Pathogenese	Serumenzyme	EMG	Biopsie, weitere Diagnostik	Diagnose
Gesichts- und Schultergürtelmuskulatur, später evtl. Fußheber und distale Armmuskeln	Gelegentlich asymmetrischer Befall, treppenförmiges Schulterrelief bei Abduktion der Oberarme, Haltungsanomalien	Unklar. Neuropathisches Verteilungsmuster, Biopsiekomponenten wie bei neurogenen Prozessen	Normal bis leicht erhöht	Myopathisch	HC: myopathisch, gelegentlich auch neuropathische Komponenten	Fazioskapulohumerale Muskeldystrophie (selten!)
Schultergürtel ("lose Schultern") und peronäale Muskulatur ("schleifende Fußspitze")	Oft in der Kindheit beginnend, gelegentlich auch Hohlfuß, geringe Progression, MER vorhanden	Wahrscheinlich Variante der fazioskapulohumeralen Muskeldystrophie	Normal bis leicht erhöht	Myopathisch	HC: Myopathisch, gelegentlich auch neuropathische Komponenten	Skapuloperonäale Muskeldystrophie (selten!)
Extensoren- und Flexorenschwäche an Händen und Füßen beginnend, nach proximal langsam fortschreitend	Rumpf, Hals und Gesicht nicht betroffen. Neben der Erwachsenenform auch infantile Form. Progredienz bis zum ca. 50. Lebensjahr, dann stationär. MER immer normal	Verteilungsmuster wie bei Neuropathien	?	Myopathisch oder unspezifisch	HC: Meist myopathische Muster	Infantile Form der distalen Muskeldystrophie (Biemond) (selten!)
Bilaterale (selten auch unilaterale) Ptose, dann externe Ophthalmoplegie, später evtl. auch Mitbeteiligung von Gesichts-, Hals- und Schultergürtelmuskeln	Reaktive Reklination des Kopfes und Elevation der Augenbrauen	Unklar	Normal bis leicht erhöht	Myopathisch in externen Augenmuskeln, später auch in fazialer Muskulatur	–	Okuläre Muskeldystrophie (selten!)
Zu oben beschriebener Symptomatik zusätzlich pharyngeale Muskeln mitbetroffen	Fehlender Laktatanstieg unter Belastung	Enzymmangel bei der anaeroben Glykolyse?	Normal bis leicht erhöht, präklinisch deutlich erhöht	?	HC: Verminderte Phosphorylaseaktivität EM: Riesenmitochondrien	Okulopharyngeale Muskeldystrophie (selten!)

Verteilung von Hypotonie und Schwäche	Klinische Befunde und Symptome, Manifestationsalter (M)	Pathogenese und Genetik (G)	Serumenzyme	EMG	Biopsie, weitere Diagnostik	Diagnose
Generalisierte Hypotonie, Probleme beim Atmen, Saugen und Schlucken postpartal, Facies myopathica mit charakteristisch trianguläar offenem Mund; langsam progrediente Verschlechterung dieser Muskelgruppen	Hypotonie oft im Neugeborenenalter vorhanden, (intrauterin Hydramnion?), später erst myotone Reaktionen; verzögerte statomotorische Entwicklung, dabei vorübergehende Besserung der Hypotonie; fakultative Symptome: Katarakt, Stirnglatze, Hörstörungen, Spitz- und Klumpfußstellungen, Kyphoskoliose, Hyperostosis cranii, Mikrosella. Patient, Vater oder Mutter: Kein Wimpern-Begraben möglich, rascher Wechsel: Faust auf-zu-auf unmöglich	Unbekannt	?	Erst später im Verlauf myotone Reaktionen	HC: Anfangs milde Muskelfaseratrophie meist von Typ-1-Fasern, später deutlich myodystrophisch. Gelegentlich neuropathische Komponenten EM: Unspezifische Zunahme der sarkotubulären Membranfläche	Myotone Dystrophie (Curshmann-Steinert)

2.4.1.4 Myositiden, Myastheniesyndrom

Verteilung von Hypotonie und Schwäche	Klinische Befunde und Symptome, Manifestationsalter (M)	Pathogenese	Serumenzyme	EMG	Biopsie, weitere Diagnostik	Diagnose
Proximal betonte, symmetrische Muskelschwäche, selten generalisiert; Mitbeteiligung von Nacken-, Schluck- und Atemmuskulatur möglich Kontrast zwischen hochgradiger Schwäche und normaler Muskeltrophik	Beginn meist schleichend, evtl. Hautbeteiligung (mehr oder weniger, gelegentlich fehlend), Krankheitsgefühl, Lustlosigkeit. Vom 2. Lebensjahr bis zur Adoleszenz auftretend, selten kongenitales Vorkommen. Das klinische Bild variiert sehr!	Virus-, Bakterien-, Parasiteninfektion des Muskels; autoimmunologischer Prozeß. Meist unklare Pathogenese	Meist leicht bis mäßig erhöht, normaler Wert möglich	Myopathisches, selten neuropathisches Muster	HC: Anfangs unspezifisch und minimal, später Entzündungsreaktion; perifaszikuläre Atrophie. EM: Unspezifische Veränderungen am endoplasmatischen Retikulum und Golgi-Apparat, dünne und dicke sarkoplasmatische und nukleäre Einschlüsse	Entzündliche Myopathien, Polymyositis, Dermatomyositis
Neonatale Myasthenie mit maskenhaftem Gesicht, Saug- und Schluckproblemen, schwaches Schreien, evtl. Asphyxie. Proximal mehr als distal sich manifestierende, vorzeitige, krankhafte Ermüdbarkeit der Extremitäten, der Lidheber, fehlender Lidschluß, auch laryngeale Muskeln betroffen	Meist transitorisch, wenn Kinder von myastheniekranken Müttern stammen; aber auch primärer Befall des Neugeborenen bekannt	Ca. 90% der Myastheniekranken haben Antikörper gegen Acetylcholinrezeptoren. Rolle von Thymomen noch nicht eindeutig geklärt	Normal	Myasthenische Reaktion	HC: Neuropathische und myopathische Muster Diagnose: Tensilon-Test	Myastheniesyndrom, neonatal
	Schwäche symmetrisch, progredient. Auftreten vom Säuglings- bis zum Greisenalter möglich. MER lebhaft, Atrophien kurz nach Krankheitsbeginn erkennbar					Juvenil

2.4.2 Erkrankungen mit überwiegend neurogener Hypotonie
2.4.2.1 Erkrankungen des peripheren Nervensystems
a) Spinale Muskelatrophien (SMA) auch hereditäre motorische Neuropathien (HMN) genannt

Verteilung von Hypotonie und Schwäche	Klinische Befunde und Symptome, Manifestationsalter (M)	Pathogenese und Genetik (G)	Serumenzyme	EMG	Biopsie, weitere Diagnostik	Diagnose
Allgemeine Symptomatik der SMA: Symmetrischer Befall, starke Muskelhypotonie, deutliche Kraftunterschiede zwischen benachbarten de- und innervierten Muskeln	Faszikulationen, frühe Areflexie; bei chronischen Verläufen früh Skoliose und Kontrakturen. Evtl. Tremor, Palmarerythem	Degeneration der motorischen Vorderhornzelle bzw. der motorischen Hirnnervenkerne (letzteres selten) Evtl. Zusammenhänge mit dem HLA-B7-Typ	Normal, aber erhöhte Werte möglich!	Neuropathisches Muster	HC: Felderförmige Atrophie von Typ-1- und -2-Fasern, daneben Hypertrophie, Verlust des Fasertypmosaiks; Fasertypgruppierungen. Später mesenchymale und lipomatöse Vakatwucherungen. Pränatale Diagnose nicht immer möglich	Spinale Muskelatrophie allgemein
Generalisierte Hypotonie und Schwäche, proximal mehr als distal, Beine mehr betroffen als Arme, Mimik kaum betroffen: Keine Kopfkontrolle; Atem-, Saug- und Schluckprobleme	Wacher, freundlicher Gesichtsausdruck, Glockenthorax, paradoxe Atmung, schwaches Schreien, evtl. milde Kontrakturen. M: Beginn intrauterin, oder bis zum 3. Lebensmonat, gelegentlich akuter Beginn. Gewöhnlich Tod im ersten Lebensjahr	G: Autosomal-rezessive Vererbung	Normal	Neuropathisches Muster	HC-Typisch neuropathisches Muster (s. oben)	SMA-Typ 1 (Werdnig Hoffmann -Erkrankung)
Prinzipiell wie bei SMA Typ 1, aber chronifizierter Verlauf, Mimik öfter mitbetroffen	M: In den ersten 3 Lebensjahren, variable Symptomatik. Lebenserwartung von ca. 36 Monaten (Akut-Typ), bis Jugendlichenalter (Intermediär-Typ) bis Erwachsenenalter (Chronische Form); auch abhängig von therapeutischen Maßnahmen! M: Zwischen 3. und 8. Lebensjahr Klinisch milderer Verlauf	G: Autosomal-rezessive oder dominante Vererbung G: Autosomal-dominante Vererbung	Normal, öfter erhöht	neuropathisches Muster	HC: Felderförmige Atrophie nicht so ausgeprägt. Faserhypertrophie, evtl. Kaliberschwankung, zentrale Kerne EM: Unspezifische Alterationen, Zunahme des sarkotubulären Systems	Chronische Formen der SMA (z. B. Kugelberg Welander)

a) Spinale Muskelatrophien (SMA) auch hereditäre motorische Neuropathien (HMN) genannt (Fortsetzung)

Verteilung von Hypotonie und Schwäche	Klinische Befunde und Symptome, Manifestationsalter (M)	Pathogenese und Genetik (G)	Serumenzyme	EMG	Biopsie, weitere Diagnostik	Diagnose
Proximal betonte Hypotonie und Schwäche	M: Beginn bald nach der Geburt, langsame Progredienz, mentale Retardierung	Fragliche Variante der Friedreich-Erkrankung G: Wohl autosomal-rezessive Vererbung	Normal	Eher neuropathisch	HC: Noch geringere Ausprägung der neuropathischen Muster als bei den chronischen Formen der SMA	Kindliche spinale Muskelatrophie mit zerebellarer und Optikusatrophie (selten!)
Unterschenkel- und Fußmuskeln, später evtl. auch Handmuskeln betroffen, nach proximal fortschreitend	M: Bei Geburt oder im Säuglingsalter. Klinisch langsame Progression. Gehhilfen etwa mit 30 Jahren nötig. Lebenserwartung nicht oder nur wenig verkürzt	G: Autosomal-rezessive Vererbung	Normal	Neuropathisch	HC: Neuropathisches Muster (s. oben)	Distale spinale Muskelatrophie (selten!)
Schultergürtel und Fußmuskeln, später auch Beckengürtel	M: Beginn im Jugendalter. Meist nur leichte Progredienz (rasche Progredienz möglich)	G: Autosomal-dominante Vererbung, selten autosomal-rezessive oder X-gebunden-rezessive Vererbung	Normal	Neuropathisch	HC: Neuropathisches Muster (s. oben)	„Skapulo-plus"-Formen; fazioscapulohumeraler-, skapuloperonäaler Typ der SMA (selten!)
Meist symmetrischer Befall	Groteske Fehlstellungen in mindestens 2 Gelenken, mit resultierender Bewegungsbehinderung; dabei Muskelatrophie. Evtl. stato- und psychomotorische Entwicklungsretardation	Hypothetisch: Pränatale Innervationsstörung der betreffenden Muskulatur. G: Autosomal-dominante Vererbung möglich	Normal	Normal, neuropathisch, myopathisch	Durch 1) neurogene, 2) myopathische und 3) ossär-bindegewebige Prozesse können kontrakte Fehlstellungen hervorgerufen werden	Arthrygryposis- multiplex- congenita-Syndrom

b) Hereditäre motorisch-sensorische Neuropathien (HMSN)

Verteilung von Hypotonie und Schwäche	Klinische Befunde und Symptome, Manifestationsalter (M)	Pathogenese und Genetik (G)	Serumenzyme	EMG/NLG	Diagnostik	Diagnose
Fußmuskeln früh, Handmuskeln später schwach; Feinmotorik reduziert. Langsame Progression nach proximal	Zuerst Fußdeformität auffällig (Pes cavus), Hammerzehen, später Gang mit vielen kleinen Schritten und vermehrter Schritthöhe; Probleme beim Hackengang und Stillstand. Gehfähigkeit gewöhnlich lebenslang erhalten. MER spät reduziert, sensible Verschlechterung in Füßen und Händen, evtl. periphere Nerven tastbar. In Kombination mit Tremor: Roussy-Levy-Syndrom. M: Erste Lebensdekade	Pathogenese unklar. G: Meist autosomal-dominant vererbt, selten sporadisch oder autosomal-rezessiv	Normal	Neuropathisch, NLG sensibel und motorisch deutlich reduziert	HC: normal oder unspezifische Veränderungen. Zahl und Durchmesser myelinisierter Nervenfasern reduziert. Teilweise Demyelinisierung, Nervenbiopsie). Z. Z. keine pränatale Diagnostik möglich	HMSN Typ 1 (peronäale Muskelatrophie, Charcot-Marie-Tooth-Erkrankung)
Wie bei der peronäalen Muskelatrophie	M: Gewöhnlich erst in der 2. Lebensdekade; Nerven nicht palpabel, Schwäche der Plantarflexoren stärker, der Handmuskeln geringer, deutliche Muskelatrophie	Unklar. G: Überwiegend autosomal-dominant vererbt (s. HMSN-Typ 1)	Normal	Neuropathisch, NLG jeweils normal oder gering reduziert	Siehe HMSN Typ 1; z. Z. keine pränatale Diagnostik möglich	HMSN Typ 2, neuronaler Typ der peronäalen Muskelatrophie
Distale Schwäche und Hypotonie	M: Neonatal- und Säuglingsalter. Postpartal evtl. respiratorische Insuffizienz. Verzögerte statomotorische Entwicklung. Nach anfänglicher Besserung Verlust des Gehens im Erwachsenenalter. MER und Sensibilität reduziert. Rumpf und Extremitätenataxie. Nerven palpabel. Intellekt normal	Unklar. G: Autosomal-rezessiv vererbt (selten dominant)	Normal	Motorische und sensible, NLG deutlich reduziert	Nervenbioptisch: Demyelinisierung und Zwiebelschalenformationen. Z. Z. keine pränatale Diagnostik möglich	HMSN Typ 3, hypertrophische Neuropathie des Säuglingsalters (Dejerine-Sottas)

b) Hereditäre motorisch-sensorische Neuropathien (HMSN) *(Fortsetzung)*

Verteilung von Hypotonie und Schwäche	Klinische Befunde und Symptome, Manifestationsalter (M)	Pathogenese und Genetik (G)	Serumenzyme	EMG/NLG	Diagnostik	Diagnose
Neuropathisches Verteilungsmuster	M: Frühe Kindheit bis Erwachsenenalter. Assoziationen mit Retinitis pigmentosa, zerebellarer Ataxie; Hörverlust, Kardiomyopathie, Hautveränderungen möglich. Gelegentliche Exazerbationen und partielle Remissionen der Neuropathie möglich	Serumphytansäurekonzentration erhöht. G: Autosomal-rezessiver Erbmodus	Normal	Deutlich reduzierte NLG	Nervenbioptisch ähnlich wie HMSN Typ 3; Liquorproteinerhöhung je nach Krankheitsstadium. Z. Z. keine pränatale Diagnose möglich	HMSN Typ 4, M. Refsum (Heredopathia atactica polyneuritiformis)

c) Hereditäre sensorische Neuropathien (HSN)

Von den bisher bekannten vier Formen der hereditären sensorischen Neuropathien kommen besonders die Formen 2 (auch *kongenitale sensorische Neuropathie* genannt; autosomal-rezessiver Erbgang), 3 (auch *familiäre Dysautonomie* oder Riley-Day-Syndrom genannt; autosomal-rezessiver Erbgang) und 4 (auch *familiäre sensorische Neuropathie mit Anhidrose* genannt; autosomal-rezessiver Erbgang) *im Kindesalter* vor. Alle können sie mit *ausgeprägter Muskelhypotonie* einhergehen. Hinweisend auf die Diagnose sind mangelhafte bis abwesende Reaktionen auf Schmerz, Temperatur und Berührung sowie besonders an Händen und Füßen Ulzerationen und Verletzungen. Eine pränatale Diagnose ist derzeit nicht möglich. Weitere Formen können mit Ataxien oder mit spastischer Paraplegie einhergehen.

d) Erworbene periphere Neuropathien

Muskelhypotonie durch *infektiöse Erkrankungen* von motorischen Vorderhornzellen (z. B. durch Poliomyelitis- oder Coxsackie-Virus hervorgerufen) hat meist einen relativ akuten Beginn und ist durch ein fast immer asymmetrisches Verteilungsmuster gekennzeichnet.
Postinfektiöse Neuropathien gehen ebenfalls meist mit relativ akutem Beginn, dann aber eher mit distalem Verteilungsmuster von Hypotonus und Schwäche einher, wobei auch Hirnnerven betroffen sein können. Eine Dissoziation zwischen hohem Albumingehalt und niedriger Leukozytenzahl im Liquor weist auf die mögliche Diagnose eines **Guillain-Barré-Syndroms** hin.
Toxische Polyneuropathien (z. B. durch Blei, Quecksilber, INH oder Furadantin) sind im Kindesalter selten und haben neben den sensorischen Alterationen einen eher schleichenden Beginn von Hypotonie und Schwäche.

2.4.2.2 Metabolische Erkrankungen mit Beteiligung des peripheren und zentralen Nervensystems

Infantile neuroaxonale Dystrophie manifestiert sich klinisch durch eine Verlangsamung der Entwicklung, dann einen Verlust motorischer und mentaler „Meilensteine" im späten Säuglingsalter/frühen Kleinkindesalter. Hinzutreten ausgeprägte muskuläre Hypotonie, visuelle Störungen und Symptome des α-Motoneuronen-Unterganges.
Durch den Nachweis von Sphäroidkörpern im peripheren Nervensystem und in der Haut kann die Zuordnung dieses Krankheitsbildes zu der

autosomal-rezessiv vererbten neuroaxonalen Dystrophie erfolgen. Zur Zeit ist keine pränatale Diagnose möglich. Klinisches Bild der **Werdnig-Hoffmann-Krankheit** mit verminderter motorischer Nervenleitgeschwindigkeit, proximal einschließlich fazial betonter Hypotonie und Schwäche, neuropathologisch zentral wie peripher verbreitetem Neuronenuntergang mit sekundärem Markscheidenuntergang kennzeichnen die infantile neuronale Degeneration.

Das Kapitel über die Neurolipidosen (A. Kohlschütter) beschreibt weitere Erkrankungen mit metabolischen Störungen des peripheren und zentralen Nervensystems.

Störungen im Aminosäuremetabolismus (z. B. PKU, Hyperlysinämie, nichtketotische Hyperglyzinämie) können sehr seltene Ursachen für muskuläre Hypotonie darstellen. Hinweise zur Diagnose geben die Screening-Verfahren.

Auch **Störungen im Stoffwechsel von organischen Säuren gehören** hierher: Methylmalonacidämie, Propionacidämie und Mangel an Methylcrotonyl-Coenzym A sind einige Beispiele, bei denen eine muskuläre Hypotonie vorhanden sein kann.

2.4.3 Chromosomale/genetische Syndrome mit Hypotonie

Eine Reihe von chromosomalen bzw. genetischen Störungen geht einher mit ausgeprägter Muskelhypotonie:

- **Prader-Willi-Syndrom** (engl.: hypotonia-obesity syndrome) ist gekennzeichnet durch postpartale Schlaffheit und Fütterungsprobleme, verzögerte statomotorische Entwicklung, mentales Defizit, Adipositas im Kleinkindesalter, Diabetes mellitus, degenerative Stigmata, bei Jungen Hypogonadismus mit Hodenhochstand; möglicherweise beruht dieses Krankheitsbild auf einem genetischen Defekt am kurzen Arm des Chromosoms 15.
- Das **Lowe-Syndrom** (auch okulozerebrorenales Syndrom genannt) ist gekennzeichnet durch Hypotonie bei Myopathie, schwere mentale Retardierung, angeborenes Glaukom und Katarakt, Proteinurie und generalisierte Aminoacidurie sowie einen X-gebundenen, rezessiven Vererbungsmodus.
- Auch beim **Zellweger-Syndrom** (cerebrohepatorenales Syndrom) besteht neben Krampfanfällen, schwerer mentaler Behinderung, Leberzirrhose und renaler Dysfunktion eine ausgeprägte Muskelhypotonie.

Chromosomenaberrationen wie die **Trisomie 21** gehen regelmäßig mit Muskelhypotonie und Schwäche einher.

2.4.4 Bindegewebserkrankungen und Hypotonie

Kongenitale Bindegewebsschwäche mit erhöhter Gelenkmobilität (wohl autosomal dominant vererbt) hat per se keinen Krankheitswert, sondern erst bei zusätzlichen Befunden wie Hypotonie, Hüftgelenksluxationen, statomotorischer Entwicklungsverzögerung, progressiver Skoliose u. ä. Das **Ehlers-Danlos-Syndrom,** von dem inzwischen aus klinischen, genetischen und biochemischen Gründen 7 Unterformen klassifiziert worden sind, zeichnet sich neben muskulärer Hypotonie und überstreckbaren Gelenken durch die Hyperelastizität der Haut aus.

2.4.5 Internpädiatrische Erkrankungen und Hypotonie

Hypotonie kann *bei Elektrolyt- und pH-Störungen* im kindlichen Serum hervorgerufen werden (z. B. Hyperkalzämie); bei Rachitis, bei Zöliakie, überhaupt bei belastenden akuten Erkrankungen, bei kongenitalen Herzvitien und bei endokrinen Störungen kann sie Begleitsymptom sein. Die Diagnose ergibt sich aus der adäquaten Wertung der Hauptsymptome. Die Diagnose *„benigne kongenitale (idiopathische* oder essentielle) *Hypotonie"* sollte als *eine Ausschlußdiagnose* angesehen werden, besitzt aber noch immer ihre Berechtigung für hypotone Säuglinge ohne Muskelschwäche und ohne Störungen in Nerven-, Muskel- und Bindegewebe: Diese Kinder haben dann meist eine leicht bis mäßig verzögerte statomotorische Entwicklung, holen diese aber bis spätestens zum Schulalter auf. Die Diagnose „Hypotone Zerebralparese" sollte deswegen sehr kritisch beurteilt werden.

2.4.6 Muskelhypotonie und -schwäche im Kindesalter – Assoziierte Symptome

Ausgeprägte respiratorische Probleme, besonders postpartal	„Nemaline"-Myopathie Zentronukleäre Myopathie Kongenitale Fasertypdisproportion Evtl. mitochondriale Myopathien Glykogenose Typ 2 Kongenitale Muskeldystrophie Myotone Dystrophie Spinale Muskelatrophie (Werdnig-Hoffmann) Hereditäre motosensorische Neuropathie Typ 3
Saug- und Schluckschwierigkeiten, postpartal	„Nemaline"-Myopathie Zentronukleäre Myopathie Evtl. Glykogenose Typ 2 Myotone Dystrophie Myastheniesyndrom Spinale Muskelatrophie (Werdnig-Hoffmann)
Ophthalmoplegie und Ptose	Evtl. "Central-core"-Myopathie Zentronukleäre Myopathie Mitochondriale Myopathien (Ophthalmoplegia-plus-Syndrom) Kearns-Sayre-Syndrom Bei Hyperthyreosen Kongenitale Muskeldystrophie Okuläre Muskeldystrophie Okuläre Myositis Myastheniesyndrom
Frühe Kontrakturen, Hüftgelenksluxationen	"Central-core"-Myopathie Kongenitale Fasertypdisproportion Skapuloperonäale Muskeldystrophie Kongenitale Muskeldystrophie Myotone Dystrophie Spinale Muskelatrophien Arthrogryposis-multiplex-congenita-Syndrom
Faszikulationen	Spinale Muskelatrophien Evtl. Neuropathie Evtl. Hyperparathyreoidismus

2.4.7 Empfohlenes diagnostisches Vorgehen bei muskulärer Hypotonie im Kindesalter

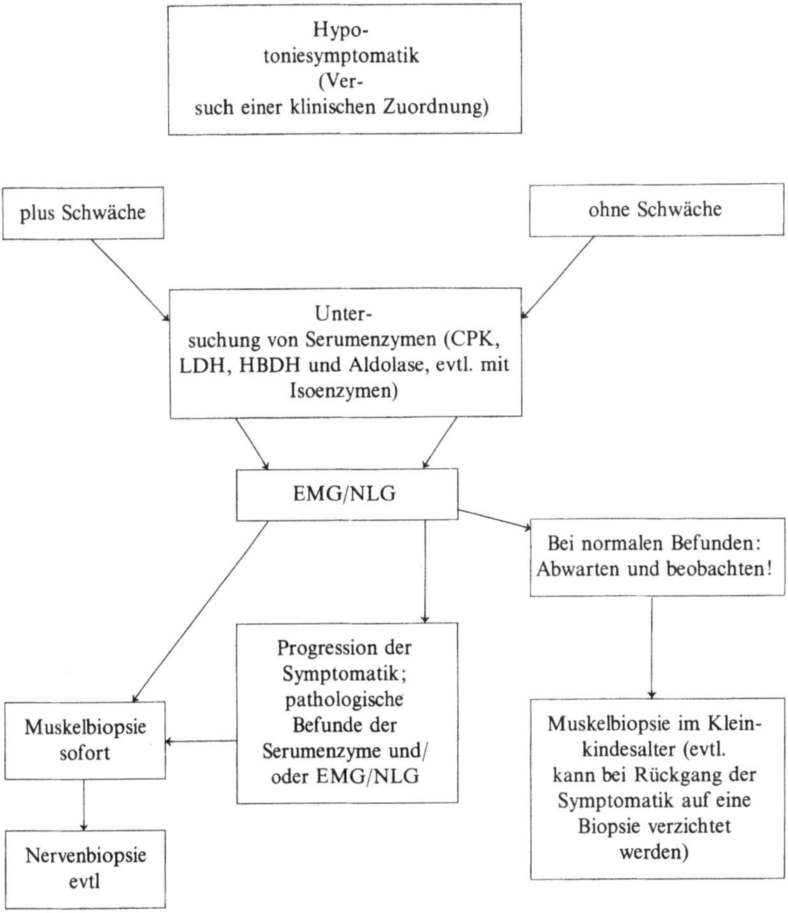

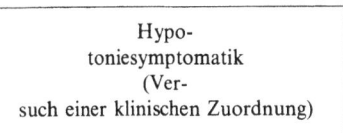

Merke: ***Bei allen Knaben, die zum 18. Lebensmonat noch nicht laufen, muß eine Muskeldystrophie ausgeschlossen werden.***

2.4.8 Skelettmuskelhypotonie: Synopsis möglicher Störungslokalisationen, Begleitsymptome und Diagnosen

Symptome   Lokalisationen, Diagnosen

Verlust der Bauchhautreflexe, Babinski-Zeichen positiv. Unterarm- und Handstrecker schwächer als Beuger; relative Schwäche von Hüft- und Kniestreckern sowie Fußdorsalflektoren zu deren Antagonisten. Treppabgehen schwer.

Chromosomale/genetische Syndrome: z.B. Trisomie 21, Lowe-, Zellweger-, Prader-Willi-Syndrom

Motorischer Kortex und Pyramidenbahn: Hypotone Zerebralparese (evtl. ataktische CP?), Epilepsie, mentaler Defekt.

Wenn das kortikale, extrapyramidale System mitbeteiligt ist: Hypertonie, -reflexie, Spastik! Sonst eher Ruhehypotonie und Athetose, Chorea, Dystonie, Hyperkinese bei Bewegung.
Thalamus: Hypotonie ohne Alteration von Motorik, Sensibilität und Trophik. MER normal oder gesteigert.

Extrapyramidales System (besonders Striatum) und Thalamus: Tumoröse, hämorrhagische, biochemisch-metabolische und entzündliche Läsionen.

Meist homolaterale Hypotonie mit Begleitsymptomen, s. auch Tabelle 2./4: (Dysfunktionen); evtl. kombiniert mit Abasie, Astasie, Ataxie, Dysdiadochokinese, Dysmetrie, Asynergie, armbetonter Asthenie und/oder Intentionstremor.

Cerebellum: Tumoren, Infektionen, metabolische Störungen, immunologische Reaktionen, Traumen.

Faszikulationen. Assymmetrien. Eher proximales Verteilungsmuster. Frühe Areflexie, Kraftunterschied zwischen benachbarten de- bzw. innervierten Muskelpartien deutlich. Hirnnerven sehr spät betroffen. Sensibilität erhalten.

Motorische Vorderhornzelle: Spinale Muskelatrophie; Poliomyelitis.

Typisch neuropathisches Verteilungsmuster: eher distalbetonte Schwäche, evtl. schlaffe Parese; Sensibilitätsausfälle.
Bei HSN: Oberflächensensibilität reduziert. MER früh verschwunden; evtl. Liquorproteinkonzentration erhöht.

Peripherer Nerv mit Axon und Schwann-Zelle:
Axonal: Neuroaxonale Dystrophie, Blei-, Diabetes-, Vincristin-Neuropathie.
Myelinär: Leukodystrophien, HMSN, infektiöse Polyneuritiden.

Rasche Ermüdbarkeit besonders der Lidheber, externen Augenmuskeln, der mimischen Muskulatur, der Kau-, Zungen- und Schlundmuskulatur. MER +

Neuromuskuläre Synapse: Myastheniesyndrom; Botulismus.

Typisch myopathisches Verteilungsmuster. Meist Rumpf- und proximale Extremitätenmuskulatur hauptsächlich betroffen. Probleme beim Heben der Arme über den Kopf (z.B. Kämmen); Probleme beim Aufstehen (Gowers-Manöver), Rennen, Treppensteigen; häufiges Stolpern. Facies myopathica. MER bleiben länger erhalten.

Muskel: Myopathien (kongenital, metabolisch, Muskeldystrophien), Myositiden.

Bindegewebe: Ehlers-Danlos-, Marfan-Syndrom, Mukopolysaccharidosen.

Überstreckbarkeit der Gelenke, Hyperelastizität der Haut, Aspekt.

Bei metabolisch-degenerativen Erkrankungen des peripheren und zentralen Nervensystems haben die Patienten meist vorübergehend eine generalisierte Hypotonie, Areflexie, kombiniert mit mentalem Abbau.

Literatur

Allgemeines über Muskelhypotonie, Tonusregulation und Haltung
1. Brodal A (1969) Neurological anatomy in relation to clinical medicine, 2nd edn. Oxford University Press, London
2. Granit R (1979)Some comments on tone. Prog Brain Res 50 : 1–3
3. Granit R, Pompeiano O (eds) (1979) Control of posture and movement. Prog Brain Res 50
4. Hirt HR (1973) Muskeltonus. In: Matthes A, Kruse R (Hrsg) Neuropädiatrie, Thieme, Stuttgart, S 67–79
5. Martin JP (1977) A short essay on posture and movement. J Neurol Neurosurg Psychiatry 40 : 25–29
6. Myers GJ (1977) Understanding the floppy baby. Adv Neurol 17 : 295–315

Klinische Anatomie, Physiologie und Biochemie des Muskeltonus

Allgemeines
7. Afifi AK, Bergman RA (1980) Basic neuroscience. Urban & Schwarzenberg, Baltimore München; speziell aus dem Kapitel: Control of posture and movement
8. Haase J (1979) Neurophysiologie. Urban & Schwarzenberg, München Wien
9. Patten J (1977) Neurological differentialdiagnosis. Starke, London; Springer, Berlin Heidelberg New York

Spezielles zur Pathogenese der Muskeldystrophie
10. Carpenter S, Karpati G (1979) Duchenne muscular dystrophy: Plasma membrane loss initiates muscle cell necrosis unless it is repaired. Brain 102 : 147–161
11. Engel WK (1977) Investigative approach to muscular dystrophies. Adv Neurol 17 : 127–226

Zum peripheren Neuron
12. Dustin P (1978) Microtubulus. Kapitel 9: Neurotubules. Springer, Berlin Heidelberg New York

Klinische Krankheitsbilder und Syndrome

Allgemeines
13. Dubovitz V (1978) Muscle disorders in childhood. Saunders, London Philadelphia Toronto (Major Problems in Clinical Pediatrics, vol 14)
14. Dubovitz V (1980) The floppy infant, 2nd edn. Heinemann, London (Clinics in Developmental Medicine, No 76)
15. Jerusalem F (1979) Muskelerkrankungen. Klinik – Therapie – Pathologie. Thieme, Stuttgart
16. Vinken PJ, Bruyn GW, Ringel SP (1979) Diseases of muscle, part I and II. North Holland, Amsterdam New York Oxford (Handbook of clinical neurology, vol 40, 41)

Klassifizierung der Muskeldystrophien
17. Gardner-Medwin N (1980) The muscular dystrophies. Br Med Bull 36 : 109

Klassifizierung der spinalen Muskelatrophien
18. Pearn J (1980) Suggested classification of the spinal muscular atrophies based on the english SMA study. Lancet I : 919–922

Vererbungsmodalitäten werden im Wesentlichen angegeben nach:
19. McKusick VA (1978) Mendelian inheritance in man, 5th edn. Johns Hopkins University Press, Baltimore London

Neuropathien
20. Dyck PJ, Ohta M (1975) Neuronal atrophy and degeneration predominantly affecting peripheral sensory neurons. In: Dyck PJ, Thomas PK, Lambert, EH (eds) Peripheral neuropathy, vol II. Saunders, Philadelphia London Toronto, pp 791–824
21. Gibbels E (1980) Tabellarische Anleitung zur Differentialdiagnose der Polyneuropathien. Fortschr Neurol Psychiatr 48 : 31–66

3 Liquor cerebrospinalis: Enzym- und Proteindiagnostik
(H. Siemes)

Der diagnostische und prognostische Wert der Enzym- und Proteinanalyse im Liquor cerebrospinalis (Lc) blieb lange Zeit zweifelhaft. Dieses liegt teilweise darin begründet, daß häufig zuverlässige Referenzwerte fehlten, denn gerade im Kindesalter ändern sich die sog. Normalwerte in Abhängigkeit vom Lebensalter. Oft war eine ausreichende Liquormenge schwierig zu gewinnen. In den letzten Jahren jedoch ist der Wissensstand durch Anwendung neuer Methoden beträchtlich erweitert worden.

3.1 Liquorenzyme

Veränderte Enzymaktivitäten im Serum haben sich als sehr empfindliche Indikatoren verschiedener Organerkrankungen bewährt. Es lag nahe, die Messung von Enzymen im Lc zur Diagnose neurologischer Erkrankungen heranzuziehen. Bei der Beurteilung von Enzymaktivitäten im Lc ist jedoch zu berücksichtigen, daß drei Ursachen für eine Erhöhung in Frage kommen:

1. *Vermehrter Enzymeinstrom* aus dem Plasmakompartiment *durch eine erhöhte Permeabilität* der Blutliquorschranken,
2. *lokale Synthese durch Leukozyten oder Krankheitserreger,* die in das Hirnparenchym oder den Liquorraum eingewandert sind, und
3. *Freisetzung aus Hirngewebe oder neoplastischem Gewebe.*

Die Frage nach der Herkunft der Enzyme kann teilweise mittels Isoenzymbestimmungen geklärt werden. Folgende Enzyme wurden am intensivsten untersucht: Glutamat-Oxalacetat-Transaminase (GOT), Laktatdehydrogenase (LDH) und ihre Isoenzyme, Kreatinphosphokinase (CPK) und ihre Isoenzyme sowie Lysozym.

Zur Bestimmung der Liquorenzymaktivitäten (GOT, LDH und CPK) können in der Regel dieselben Methoden wie bei der Serumanalyse benutzt werden (kinetische spektrophotometrische Assays; Einzelheiten s. Savory u. Brody 1979). Die Isoenzyme der LDH und der CPK werden gewöhnlich mit Hilfe der Agarosegel-Elektrophorese bestimmt (Friemel 1976).

3.1.1 GOT und LDH

Die Aktivität der GOT im normalen Lc von Kindern beträgt 2–10 U/l, die der LDH 0–20 U/l (Nelson 1979). Das Liquorisoenzymmuster der LDH ist dem des Serums sehr ähnlich, im Lc ist jedoch der *Anteil der LDH$_1$* an der Gesamtaktivität *größer als der der LDH$_2$:* LDH$_1$ 38–58%, LDH$_2$ 26–38%, LDH$_3$ 12–24%, LDH$_4$ 1–7%, LDH$_5$ 0–5% (Beaty u. Oppenheimer 1968). Die Höhe der *GOT- und LDH-Werte* im Lc scheint einen *Hinweis auf* das Ausmaß einer akuten *Hirnschädigung* durch Entzündung, Trauma, Bestrahlung oder Chemotherapie geben zu können. GOT und LDH sind *bei der bakteriellen Meningitis* sehr viel *stärker erhöht als* bei der *abakteriellen,* was diagnostisch genutzt werden kann. Belsey (1969) fand bei Kindern mit eitriger Meningitis eine positive Korrelation zwischen hohen GOT-Werten und schlechter Prognose. Die Zunahme von GOT und LDH ist bei serösen Meningitiden im Vergleich zu Kontrollen nicht signifikant (Savory u. Brody 1979). Das Isoenzymmuster der LDH ergibt ein *Überwiegen von LDH$_4$ und LDH$_5$ bei bakterieller Meningitis* (Muster der Granulozyten) und eine *Zunahme von LDH$_1$ und LDH$_2$ bei viraler Meningitis* (Muster des Serums, des Hirngewebes und der Monozyten). Diese Befunde können für die Unterscheidung der bakteriellen von der seriösen Meningitis benutzt werden (Nelson et al. 1975). Nach einem *Schädel-Hirn-Trauma* zeigen GOT und LDH einen unterschiedlich stark ausgeprägten Aktivitätsanstieg, je nachdem, ob es sich um eine Commotio oder Contusio cerebri gehandelt hatte (Kaltiala et al. 1968; Florez et al. 1976). Die *Liquor-LDH* war bei Neugeborenen mit einer perinatalen Asphyxie in der 1. Lebenswoche *signifikant erhöht, wenn* sie *an einer anoxischen Enzephalopathie verstorben* waren, nicht jedoch, falls sie die perinatale Hypoxie überlebten, gleichgültig, ob diese mit Krampfanfällen einhergegangen war oder nicht (Hall et al. 1980). Während der intrathekalen Chemotherapie und der ZNS-Bestrahlung bei Kindern mit *akuter lymphoblastischer Leukämie* fanden sich als Ausdruck einer Hirnschädigung ein signifikanter Anstieg der GOT- und LDH-Aktivität im Lc (Similä et al. 1977). Die Ergebnisse der Liquoruntersuchungen bei *Hirntumoren* sind sehr widersprüchlich; es wurden einerseits nur leicht erhöhte Werte gefunden, andererseits stark erhöhte, wobei sich die Ergebnisse außerdem auch im Bezug auf primäre oder sekundäre Tumore teilweise widersprachen (Übersicht bei Savory u. Brody 1979).

3.1.2 CPK

Die CPK kommt in hoher Konzentration im Hirngewebe, Skelett- und Herzmuskel vor. Es existieren drei Isoenzyme, die aus einem Dimer zweier Peptiduntereinheiten M und B bestehen. Diese Isoenzyme werden als BB

(Gehirn), MB (Herzmuskel) und MM (Skelettmuskel) klassifiziert. Der Befund einer *erhöhten Enzymaktivität* im Lc (CPK-BB) kann als ein *Indikator destruierender Hirnläsionen* angesehen werden. Beim akuten Schädel-Hirn-Trauma findet sich eine deutliche Beziehung zwischen der Höhe der Werte und der Intensität des Traumas (Florez et al. 1976). Bei anderen neurologischen Erkrankungen besteht jedoch kein sicherer Zusammenhang zwischen der Schwere des Krankheitsbildes und dem Ausmaß der CPK-Erhöhung im Lc (Savory u. Brody 1979).

3.1.3 Lysozym

Lysozym (Muramidase) ist ein basisches Protein mit geringem Molekulargewicht (14500). Es depolymerisiert als Enzym die Mukopolysaccharide der Bakterienzellwände. Es findet sich in besonders hoher Konzentration in den Lysosomen der polymorphkernigen Leukozyten. Die Lysozymaktivität im Lc kann mittels der Abnahme der Trübung einer Suspension von Micrococcus lysodeicticus gemessen werden, wenn das Enzym die Organismen zerstört. Die Methode wurde verbessert durch die Entwicklung von gepufferten trüben Agarplatten, in denen obige Mikroorganismen gleichmäßig verteilt sind. Bakterielle Lyse durch die Liquorprobe führt dann zu Aufhellungsringen, deren Durchmesser von der Enzymaktivität abhängig ist (Osserman u. Lawlor 1966). Lysozym kann außerdem mittels eines monospezifischen Antiserums nach der Methode nach Mancini et al. (1965) bestimmt werden. Im normalen Liquor oder bei viraler Meningitis fehlt Lysozym oder es ist nur in geringer Konzentration nachweisbar. *Bei bakteriellen Meningitiden* ist die Lysozymaktivität *deutlich erhöht.* Hieraus ergibt sich die differentialdiagnostische Möglichkeit, bakterielle von abakteriellen Meningitiden eindeutig abzugrenzen (Constantopoulos et al. 1977; Ansari et al. 1979; Dick et al. 1980; Gekle et al. 1980). Bei Hirntumoren und anderen neurologischen Erkrankungen können in einem Teil der Fälle auch erhöhte Lysozymwerte gefunden werden (Reitamo u. Klockars 1976). Di Lorenzo et al. (1977) wiesen jedoch nach, daß bei Hirntumoren die Enzymaktivität direkt von den Gesamteiweißwerten abhängig ist; sind Zellzahl und Eiweißkonzentration normal, so bleibt auch der Lysozymwert niedrig. Deshalb hat die Bestimmung des Lysozyms bei der Diagnose von Hirntumoren keine praktische Bedeutung erlangen können.

3.1.4 Andere Enzyme

Eine Reihe weiterer Enzyme wurde auf ihre Eignung untersucht, Krankheitsprozesse des ZNS zu charakterisieren: z. B. Isozitratdehydrogenase, alkalische Phosphatase, Cholinesterase, Pyruvatkinase, Aldolase und Triosephosphatisomerase. Es zeigte sich jedoch, daß die Werte bei infektiösen und vaskulären Erkrankungen unspezifisch zunahmen (Übersicht bei Kaye u. Bagshawe 1979). Die Phosphohexoseisomerase jedoch scheint ein empfindlicher diagnostischer Parameter zur Unterscheidung bakterieller und viraler Meningitiden zu sein (Mathias 1980). Mittels der Adenylatkinaseaktivität lassen sich möglicherweise Patienten mit bösartigen Hirntumoren von Patienten ohne Tumoren abgrenzen; wahrscheinlich wird dieses Enzym vom Tumorgewebe gebildet und in den Liquor abgegeben (Ronquist et al. 1977).

3.2 Liquorproteine

Die qualitative und quantitative Analyse der Liquorproteine hat in den letzten Jahren beträchtlich an Bedeutung gewonnen. Insbesondere die Untersuchung der Immunglobuline ist ein wesentlicher Bestandteil in der Diagnostik chronisch-entzündlicher Erkrankungen des ZNS geworden. Unter normalen Bedingungen stammt fast das gesamte Liquorprotein aus dem Plasma. Daraus erklärt sich die Beobachtung, daß sich Dysproteinämien im Liquoreiweißbild widerspiegeln. *Der Liquor ist das Produkt einer schwach selektiven Filtration.* Durch die Schrankenfunktion der Barrieren zwischen dem Blut- und Liquorkompartiment wird ein "steady state equilibrium" der Proteine aufrechterhalten, vorausgesetzt, daß Permeabilität und Liquorfluß konstant bleiben (Felgenhauer 1980). Einige Proteine werden *in den Liquor sezerniert: Präalbumin, τ-Globulin* sowie zwei Mikroglobuline *(β_2-Mikroglobulin* und *γ-Trace-Protein*).

3.2.1 Ergebnisse elektrophoretischer Methoden

Die Liquorproteine können mittels verschiedener Methoden fraktioniert werden. Mit Hilfe der Zonenelektrophorese wird das Gesamteiweiß in einem einzigen Untersuchungsgang in ein breites Proteinspektrum aufgetrennt. Bestimmte Eiweißmuster erlauben dann Rückschlüsse auf den Funktionszustand der Schranken zwischen Blut und Liquor, außerdem spiegelt sich eine lokale Synthese von γ-Globulinen im ZNS im Eiweißbild wider. Zur quantitativen immunologischen Bestimmung der Proteine ist in der Regel die Messung jedes einzelnen Proteins mittels eines monospezifischen Antiserums erforderlich, wobei Probleme bei der Standardisierung der Methoden zu unterschiedlichen Werten führen können. In der Praxis beschränkt man sich auf die Untersuchung weniger Proteine. Als verläßliche *Markerproteine zur Beurteilung der Blut-Liquor Schranken-Funktion* haben sich die Serum-Liquor-Quotienten von *Albumin* und δ_2-*Makroglobulin* erwiesen (Schliep u. Felgenhauer 1978). Die lokale Immunglobulinsynthese im ZNS wird mittels des Serum/Liquor-Immunglobulin-G-Quotienten erfaßt: Liegt keine Schrankenstörung vor, so ist nur dieser Quotient erniedrigt. Im Falle einer gleichzeitig aufgetretenen Schrankenstörung ist der Quotient stärker erniedrigt, als es die Quotienten der Markerproteine Albumin und α_2-Makroglobulin erwarten lassen.

Zur immunologischen Bestimmung der Einzelproteine sind verschiedene Techniken entwickelt worden. Sehr viel empfindlicher als die radiale Immunodiffusion nach Mancini (Mancini et al. 1965) ist der relativ arbeitsaufwendige Elektroimmunoassay nach Laurell (1972). Zunehmend Verbreiterung finden neuerdings turbidimetrische und nephelometrische Methoden, die rasche Bestimmungen bei hoher Empfindlichkeit gestatten (Kleine u. Merten 1980).

3.2.1.1 Quantitativ-immunologische Bestimmung von Plasmaproteinen im Liquor

Da die **radiale Immunodiffusion (RID)** relativ unempfindlich ist, können mit dieser Methode nur Proteine im Liquor bestimmt werden, die in relativ hoher Konzentration vorkommen, wie beispielsweise Albumin und IgG (Liappis u. Jäckel 1976; Mietens u. Quarcoo 1977; Karitzky 1979). Bei akuten Meningitiden liegen im Falle bakterieller Meningitiden die Liquor-IgG-Werte im Mittel höher als bei den viralen, jedoch überlappen sich die Einzelwerte der beiden Krankheitsbilder erheblich. Deshalb liefert der IgG-Wert im Einzelfall keine zusätzlichen Informationen zu den üblichen Parametern Zellzahl, Gesamteiweiß- und Glukosekonzentration über die Art der Meningitis (Gill u. Brody 1979). Werden Albumin und IgG simultan im Lc bestimmt, so zeigt sich bei Kindern ohne Erkrankung des ZNS eine enge Korrelation zwischen Albumin- und IgG-Konzentration. Überproportional erhöht ist IgG in den meisten Fällen seröser und eitriger Meningitiden im akuten Stadium. Bei einem Teil der Kinder mit eitriger Meningitis, so bei der Coli-Meningitis, wurde auch nur eine der Albuminerhöhung entsprechende IgG-Zunahme gefunden (Karitzky 1979).

Die **Elektroimmunodiffusion (EID)** nach Laurell (1972) ist die präziseste immunologische Methode zur Bestimmung von Einzelproteinen im Liquor. Mit ihr können Proteine quantitativ erfaßt werden, die aufgrund ihres großen oder sperrigen Moleküls in nur sehr geringer Konzentration im Lc vorkommen, wie z. B. α_2-Makroglobulin oder Fibrinogen (Schliep et al. 1974). Der Serum-Liquor-Quotient der α_2-Makroglobulin-Konzentration wurde dazu benutzt, um die Blut-Liquor-Schranken-

Funktion im Verlauf der Kindheit zu verfolgen (Wenzel u. Felgenbauer 1976). Die *Proteinpermeabilität war beim Neugeborenen am höchsten.* Im Laufe des ersten Lebensjahres nahm die Permeabilität gemäß einer Exponentialfunktion ab und blieb dann stabil bis zum 14. Lebensjahr. Der Zustand der Blut-Liquor-Schranken und das Ausmaß der Immunglobulinsynthese im ZNS im Verlauf von Meningitiden bei Kindern wurden anhand der Serum-Liquor-Quotienten des Albumins, α_2-Makroglobulins und IgG geprüft (Statz et al. 1979). Die Alteration der Blut-Liquor-Schranke ist im Initialstadium bakterieller Meningitiden wesentlich stärker ausgeprägt als in dem der viralen. Die Befunde im Verlauf bakterieller Meningitiden sprachen für eine lokale Bildung von IgG in der 2. bis 4. Krankheitswoche. Eine *lokale Antikörpersynthese* ab der 2. Woche nach Beginn der Meningitis zeigte sich auch bei einer Reihe von Kindern mit *Mumps-Meningitis,* die Kinder erschienen dabei klinisch gesund. Erweitert wurden die Untersuchungen über die Dynamik dieser Prozesse im Verlauf akuter viraler und bakterieller Infektionen des ZNS durch Felgenhauer et al. (1980). Im Verlauf viraler Meningitiden ist die Permeabilität der Blut-Liquor-Schranken für Proteine nur mäßig erhöht, wobei nie das Ausmaß der bakteriellen Meningitis erreicht wird. In der Mehrzahl der Fälle tritt keine lokale IgG-Synthese auf. Jedoch *rufen einige Viren* eine *starke IgG-Bildung im ZNS hervor,* die wochen-, monate- oder sogar jahrelang anhalten kann. Die massivste Immunantwort verursacht das *Herpes-simplex-Virus.* Die bakterielle Meningitis führt zu einer dramatischen Permeabilitätssteigerung für Proteine innerhalb von Stunden. Parallel zum Rückgang der Zellzahl wird die Blut-Liquor-Schranken-Funktion wieder hergestellt. Falls eine starke IgG-Sekretion in den Lc beobachtet wird, könnte das für eine verzögerte Wirksamkeit der Antibiotika und Beeinträchtigung der Immunabwehr sprechen. Im Lc von Kindern mit Fieberkrämpfen fanden sich in einem Teil der Fälle infolge einer Blut-Liquor-Schranken-Störung *erhöhte Albuminkonzentrationen,* bei einer kleineren Zahl der Kinder auch eine α_2-Makroglobulinzunahme. Die Albuminkonzentration im Lc zeigte eine lineare Abhängigkeit von der Anfallsdauer, was als Hinweis darauf gewertet wurde, daß die Blut-Liquor-Schranken-Störung durch die Anfallsaktivität ausgelöst wurde (Siemes et al. 1978). Bei Kindern mit Epilepsien konnten *nach prolongierten Krampfanfällen* ebenfalls *erhöhte Albuminkonzentrationen* im Liquor im Lc gemessen werden, während diese nach kurzdauernden Anfällen oder im Anfallsintervall nicht beobachtet wurde (Siemes et al. 1979 a). Die Auswirkungen der Induktionstherapie akuter lymphoblastischer Leukämien und Non-Hodgkin-Lymphome (Berliner Protokoll) auf die Blut-Liquor-Schranke wurde von Rating et al. (1979) untersucht. *Vor Beginn der Therapie* wiesen etwa 1/3 der Kinder eine *leichte Störung der Schrankenfunktion* auf. Während am Ende der 1. Phase der Therapie nach

Gabe multipler Zytostatika nur geringe Zeichen der Schrankenstörung beobachtet wurden, zeigte sich im Verlauf der 2. Phase während der kombinierten Anwendung von Methotrexat und ZNS-Bestrahlung eine zunehmende Läsion der Blut-Liquor-Schranke.

3.2.1.2 Zonenelektrophorese

Als Trägermaterialien zur Liquor-Eiweiß-Fraktionierung mittels der Zonenelektrophorese haben sich Zelluloseacetatfolien (CAF), Agarose-(Agar-)Gel und Polyacrylamidgel (PAG) eingebürgert. Das einfachste und schnellste Verfahren ist die CAF-Elektrophorese, es ist jedoch auch das ungenaueste mit der geringsten Trennschärfe (Krause u. Wisser 1975). Die Elektrophorese mit dem Träger PAG führt durch den Molekularsiebeffekt zu einer Auftrennung des Proteins in zahlreiche Fraktionen, jedoch erfordert die Methode eine große technische Fertigkeit (Kaufmann u. Thompson 1980). Ein fast ebenso gutes Auflösungsvermögen wie die PAG-Elektrophorese mit einem auch für klinische Laboratorien vertretbaren technischen und personellen Aufwand erbringt die Elektrophorese in Agar- oder Agarosegel (Johansson 1972; Jensen 1978). Von Siegert u. Siemes (1977) wurde modellhaft ein Analogrechner zur quantitativen Auswertung der Agarosegel-Phoretogramme eingesetzt. *Im „Normalliquor" können bis zu 15 Eiweißfraktionen* regelmäßig nachgewiesen werden. Das Liquor-Eiweiß-Profil wird durch hohe bzw. deutliche Peaks von Präalbumin, τ- und γ-Trace-Globulin charakterisiert (Siemes et al. 1975). Anhand der Agarosegel-Elektrophorese läßt sich besonders gut die *Altersabhängigkeit* des prozentualen Anteils *verschiedener Fraktionen* am Gesamteiweiß demonstrieren (Siemes et al. 1975; Maurer u. Rieder 1978). Die verschiedenen pathologischen Mechanismen, die abnorme Liquor-Eiweiß-Bilder verursachen können, sind in der Tabelle 3.1 zusammengefaßt. Eine Dysproteinämie muß durch gleichzeitige Untersuchung des Serums ausgeschlossen werden. Die Blut-Liquor-Schranken-Störung führt zu *Veränderungen des Eiweißmusters,* die es, je nach Ausmaß der Läsion, dem des Serums immer ähnlicher werden läßt.

Tabelle 3.1. Ursachen von Liquorproteinveränderungen

1. Dysproteinämie
2. Blut-Liquor-Schranken-Störung
3. Mechanische Obstruktion des Liquorflusses
4. Lokale Produktion von γ-Globulin im ZNS
5. Veränderter lokaler Proteinstoffwechsel im ZNS

Auch die mechanische Obstruktion des Liquorflusses entlang der Neuroaxis führt zu einer Angleichung an das Serummuster. Aus den Veränderungen des Eiweißmusters läßt sich jedoch nicht ablesen, welche dieser beiden Prozesse verantwortlich ist. Die Zunahme der Schrankenstörung wirkt sich aus in folgenden *charakteristischen Veränderungen:* Der Anteil der liquortypischen Fraktionen Präalbumin, τ- und γ-Trace-Globulin am Gesamteiweiß sinkt schrittweise ab, außerdem der relative Anteil der Haupt-Transferrin-Fraktion (β_1); die *Albumin- und α_2-Globulinwerte* hingegen *steigen an.* Daneben *treten Plasmaproteinfraktionen* auf, *die sonst nicht im Liquor* erkennbar sind (Siemes et al. 1980 a). Der Anstieg der γ-Globuline muß dabei unberücksichtigt bleiben, da er durch eine Schrankenstörung, durch die lokale IgG-Synthese im ZNS oder durch beide Mechanismen gleichzeitig ausgelöst werden kann. Das Ausmaß der Schrankenstörung bei verschiedenen häufigen neurologischen Erkrankungen ist in Tabelle 3.2 aufgeführt.

Patienten mit prolongierten oder chronischen entzündlichen Erkrankungen des ZNS zeigen häufig eine Erhöhung der Immunglobulinfraktionen, ohne daß die Gesamteiweißkonzentration gleichzeitig erhöht zu sein braucht. Liegt außerdem eine Schrankenstörung vor, so ist der γ-Globulin-Wert höher, als es bei ausschließlicher Schrankenläsion zu erwarten wäre. Die *lokale Immunglobulinsynthese im ZNS* ergibt sich eindeutig *durch das Auftreten oligoklonaler γ-Globuline* im Lc zu erkennen (Siemes et al. 1977; Siemes et al. 1980 a, b). Mit wenigen Ausnahmen (Leukämien, Medulloblastome) treten diese abnormen, schlanken und schmalbasigen γ-Fraktionen nur *bei prolongierten oder chronischen Entzündungsprozessen* auf. Diese Reaktion beruht wahrscheinlich auf einer Antigenpersistenz im ZNS, welche eine pathologische Invasion von Lymphozyten und eine selektive Proliferation antigenstimulierter Lymphozytenklone auslöst.

Bei einigen Krankheitsprozessen scheint die Sekretion von Proteinen in den Liquor verändert zu sein, z. B. bei Leukodystrophien verschwindet das τ-Globulin, eine lokal im ZNS gebildete Transferrinvariante, fast vollständig aus dem Lc.

Aus dem Zusammenspiel der in Tabelle 3.1 aufgeführten pathogenetischen Faktoren ergeben sich *für verschiedene neurologische Krankheitsbilder charakteristische Abweichungen des Eiweißprofils*. Die einzelnen Faktoren haben jeweils eine ganz unterschiedliche Bedeutung; einen Überblick über die Veränderungen bei den häufigsten Erkrankungen gibt Tabelle 3.3 (Siemes et al. 1976, 1977, 1979 b, 1980 a, b, 1981). Aus ihr geht hervor, daß das Liquor-Eiweiß-Muster ein Träger zahlreicher Informationen ist, die mit geeigneten Untersuchungsmethoden unschwer erfaßt und dadurch diagnostisch genutzt werden können.

Tabelle 3.2. Ausmaß der Schrankenstörung bei verschiedenen ZNS-Erkrankungen

Ausmaß	Entzündungen	Tumoren
Leicht Grad I	Akute zerebellare Ataxie	
Mäßig Grad II	Abakterielle Meningitis, Enzephalitis	Hirnstammgliom Kleinhirnastrozytom Großhirntumoren
Stark Grad III	Bakterielle Meningitis, Guillain-Barré-Syndrom	Medulloblastom

Ausmaß	Neurodegenerative Erkrankungen	Andere ZNS-Erkrankungen
Leicht Grad I	Ceroidlipofuszinose Spinozerebellare Ataxien	Hydrozephalus Epilepsien
Mäßig Grad II	Metachromatische, Orthochromatische Leukodystrophien Spinozerebellare Ataxien	Hirnödem Contusio cerebri Epilepsien
Stark Grad III	Globoidzelleukodystrophie	Plötzlicher unerwarteter Kindstod

3.2.2 Ergebnisse radioimmunologischer Methoden

Zur Bestimmung von Proteinen, die im Liquor in sehr geringer Konzentration vorkommen, insbesondere von nervengewebespezifischen Proteinen, sind in der Regel Radioimmunoassays erforderlich. Das Verhalten zweier im ZNS gebildeter, im Liquor in hoher Konzentration vorkommender Mikroglobuline, β_2-Mikroglobulin und γ-Trace-Globulin in Abhängigkeit vom Lebensalter und bei verschiedenen neurologischen Erkrankungen wurde von Löfberg et al. (1980) beschrieben.

3.2.2.1 β_2-Mikroglobulin

Über die Veränderungen der Liquorkonzentration von β_2-Mikroglobulin bei neurologischen Erkrankungen im Kindesalter sind erste Ergebnisse veröffentlicht worden (Gekle et al. 1977; Gekle et al. 1980; Ibsen 1980). Dieses Mikroglobulin (Molekulargewicht 11800) kommt in verschiedenen Körperflüssigkeiten (Urin, Serum, Liquor, Speichel) vor und wird von Leukozyten und anderen Körperzellen gebildet. β_2-Mikroglobulin ist

Tabelle 3.3. Elektrophoresebefunde (Zonenelektrophorese in Agarosegel) bei verschiedenen neurologischen Erkrankungen (*BLS* Blut-Liquor-Schranke)

Krankheiten	Elektrophoresemuster
Akute Entzündungen	
Akute zerebellare Ataxie	Normal bis leichte Störung der BLS
Abakterielle Meningitis	Mäßige BLS-Störung (keine oder leichte γ-Globulin-Erhöhung), geringe Widerspiegelung der Akute-Phase-Reaktion des Plasmas (α_2-Globulin-Erhöhung), im Verlauf keine oder leichte Zunahme der γ-Globuline, mäßige Zunahme evtl. bei Mumps-Meningitis
Enzephalitis Initialphase	Wie abakterielle Meningitis, z. T. leichte bis mäßige γ-Globulin-Erhöhung
Heilungsphase	Abnahme der Läsion der BLS, mäßige bis starke Zunahme der γ-Globuline (besonders massiv: Herpes-Simplex-Enzephalitis, wochen- bis monatelang nachweisbar)
Protrahierter Verlauf der abakteriellen Meningitis, Enzephalitis	Leichte bis mäßige BLS-Störung und mäßig ausgeprägte γ-Globulin-Erhöhung, Auftreten oligoklonaler Fraktionen
Bakterielle Meningitis, Initialphase	Starke Läsion der BLS, deutliche Widerspiegelung der Akute-Phase-Reaktion des Plasmas (α_1-, α_2-Globulinerhöhung, Albuminabnahme)
Heilungsphase	Abnahme der Läsion der BLS, leichte bis mäßige Zunahme der γ-Globuline
Protrahierter Verlauf	Auftreten oligoklonaler γ-Fraktionen
Meningitis tuberculosa, Hirnabszeß	Mäßige bis starke Läsion der BLS, starke Zunahme von γ-Globulin, Widerspiegelung der Akute-Phase-Reaktion des Plasmas (α_2-Globulin-Erhöhung)
Guillain-Barré-Syndrom	Mäßige bis starke Schrankenstörung, Präalbumin besonders stark erniedrigt, Albumin besonders stark erhöht, im Verlauf Zunahme des γ-Globulins
Chronische Entzündungen des ZNS	
Konnatale Infektionen (bis 2 Jahre), chronische Meningitis, Enzephalitis, multiple Sklerose	Leichte bis mäßige Schrankenstörung, leichte bis starke γ-Globulin-Erhöhung, 1–5 oligoklonale Fraktionen (<20% vom Gesamteiweiß)
Subakut-sklerosierende Panenzephalitis	Keine Schrankenstörung, γ-Muster aufgehoben zugunsten 5–7 oligoklonaler Fraktionen (20–60% von Gesamteiweiß)
Degenerative Erkrankungen des ZNS	
Globoidzelleukodystrophie	Starke Läsion der BLS, τ-Fraktion besonders niedrig, mäßige bis erhebliche γ-Globulin-Erhöhung
Orthochromatische, metachromatische Leukodystrophien	Mäßige Störung der BLS, mäßige bis erhebliche γ-Globulin-Erhöhung

Tabelle 3.3 (*Fortsetzung*)

Krankheiten	Elektrophoresemuster
Ceroidlipofuszinose	Geringe Schrankenstörung, leichte γ-Globulin-Zunahme
Erkrankungen des spinozerebellaren Formenkreises	Leichte bis mäßige BLS-Störung
Tumoren des ZNS	
Hirnstammgliom Kleinhirnastrozytom	Leichte bis mäßige Störung der BLS
Medulloblastom	Starke Läsion der BLS, Zunahme der γ-Globuline, z. T. oligoklonale γ-Globuline
Tumoren im Bereich des 3. Ventrikels	Leichte bis mäßige Läsion der BLS, Präalbumin besonders stark erniedrigt
Großhirntumoren	Mäßige BLS-Störung, Zunahme der γ-Globuline
ZNS-Leukämien	Keine oder leichte Störung der BLS
Tumortherapie – induzierte Veränderungen	
ZNS-Prophylaxe bei akuten Leukämien (intrathekales Methotrexat plus Bestrahlung)	Leichte bis mäßige Läsion der BLS, monatelang anhaltend
Methotrexatenzephalopathie	Mäßige bis starke Störung der BLS, z. T. leichte bis mäßige γ-Globulin-Erhöhung, z. T. mehrere oligoklonale γ-Fraktionen
Progrediente Virusinfektionen durch Immunsuppression (z. B. Röteln-, Masernenzephalitis)	Mäßige bis starke Schrankenstörung, mäßige bis starke Zunahme der γ-Globuline, Auftreten von 3–7 oligoklonalen γ-Globulin-Fraktionen
Bestrahlung von Hirntumoren (z. B. SIOP-Studie)	Monate- bis jahrelang anhaltende leichte bis mäßige Blut-Liquor-Schranken-Störung, in einzelnen Fällen unerklärte Zunahme der γ-Globuline
Andere Erkrankungen	
Epilepsien	Leichte bis mäßige Läsion der BLS
Hirnödem	Mäßige BLS-Störung, Albumin besonders stark erhöht
Hydrozephalus	Leichte Störung der BLS
Infantile Zerebralparesen	Abnorme Transferrinfraktionen: Erhöhung von β_1-, Erniedrigung von τ-Transferrin

identisch mit den leichten Ketten der HLA-Antigene A, B und C (Peterson et al. 1976). Die Serum- und Liquorkonzentration kann mittels eines Radioimmunoassays zuverlässig bestimmt werden. Myelo- und lymphoproliferative Krankheiten gehen mit einer erhöhten Serumkonzentration dieses Proteins einher (Mavligit et al. 1980).

Falls bei Patienten mit einer akuten Leukämie oder einem malignen Lymphom eine ZNS-Beteiligung vorliegt, werden signifikant höhere Werte gemessen als bei Patienten ohne diese Komplikationen. Der Klinischen Manifestation eines ZNS-Rezidivs geht die Erhöhung der β_2-Mikroglobulin-Konzentration im Liquor voraus (Mavligit et al. 1980). Im Liquor von Kindern mit *abakterieller und bakterieller Meningitis* wurden *erhöhte Werte* gemessen (Gekle et al. 1977, 1980; Ibsen 1980).

3.2.2.2 Nervengewebespezifische Proteine

Im Liquor können mittels immunologischer Methoden Proteine nachgewiesen werden, die nicht im Serum vorkommen. Clausen (1961) wies mit Antiserum gegen Lc immunelektrophoretisch zwei Proteine nach. Bock (1973) fand 9 Präzipitationslinien, die nicht im Serum vorhanden waren. In den letzten Jahren wurden mehrere nervengewebespezifische Proteine isoliert und charakterisiert. Sie werden als Marker verschiedener Nervenzellen und Nervenzellstrukturen angesehen. Die Annahme, daß diese Proteine *beim Untergang oder krankhafter Neubildung von Nervengewebe* aus den Zellen im Extrazellulärraum und damit in den Lc *freigesetzt* werden, konnte durch erste Ergebnisse klinischer Untersuchungen bestätigt werden.

Myelinbasisches Protein

Von den nervengewebespezifischen Proteinen ist das myelinbasische Protein (MBP) bisher am besten untersucht worden. Es findet sich in den Markscheiden des Gehirns und der peripheren Nerven und macht dort *etwa 20–30% des Gesamtproteins* aus. *Gehirn und periphere Nerven* weisen ein *unterschiedlich zusammengesetztes MBP* auf: A_1-Protein bzw. P_1- plus P_2-Protein. Mit diesen Proteinen kann bei verschiedenen Tierarten in Kombination mit Adjuvanzien eine allergische Enzephalomyelitis (A_1-Protein) oder Neuritis (P_1-, P_2-Protein) ausgelöst werden. Mittels eines Radioimmunoassays kann MBP (A_1-Protein) im Lc gemessen werden (Cohen et al. 1975). Von Hempel et al. (1980) wird jedoch besonders darauf hingewiesen, daß die Messungen von MBP schwierig sind, da zahlreiche Faktoren den Assay stören können (Maskierung der Antigengruppen des MBP durch Bindung an andere Myelinbestandteile oder Antikörper, Kreuzreaktion zwischen den zur Messung benutzten Antikörpern mit von A_1 verschiedenen basischen Proteinen, spezifische Bindung von A_1 an α-Globulin und β-Lipoprotein sowie Bildung unerwünschter Aggregate). Die Konzentration von MBP im Lc kann als Marker der aktiven Demyelinisierung bei multipler Sklerose benutzt werden (Cohen et al. 1976; Trotter et al. 1978; Cohen et al. 1980; Kohlschütter et al. 1980; Whitaker et al. 1980). Auch nach zerebrovaskulären Ereignissen, nach Schädel-Hirn-Traumen, nach neurochirurgischen Operationen und bei akuten Erkrankungen, welche die Myelinscheiden in erheblichem Ausmaß miteinbeziehen (nekrotisierende Enzephalitis, transverse Myelitis, schwere anoxische Enzephalopathie, progressive multifokale Enzephalopathie), können erhöhte Liquorkonzentrationen des MBP gefunden werden (Palfreyman et al. 1978; Cohen et al. 1980; Kohlschütter et al. 1980; Whitaker et al. 1980). Interessant ist in diesem Zusammenhang, daß bei den parenchymatösen Verlaufsformen der Neurosyphilis (progressive Paralyse und Tabes dorsalis) besonders häufig MBP im Liquor nachgewiesen werden konnte, während der Lc von Patienten mit der meningovaskulären Form meistens negativ war (Prange et al., im Druck). Unter der Bedingung einer schweren akuten Destruktion des Hirngewebes konnte auch bei Kindern MBP im Lc nachgewiesen werden, z. B. nach *perinataler Asphyxie,* nach Hypoxie durch Laryngitis, *nach schweren Krampfanfällen* und *bei Enzephalitis* (Kohlschütter 1978). Für die Pädiatrie könnte der Nachweis von MBP im Lc als Indikator einer sich entwickelnden *Leukoenzephalopathie* im Rahmen der Leukosetherapie besondere Bedeutung gewinnen; denn MBP ist *der einzige spezifische Marker der Demyelinisierung.* Die ersten Ergebnisse sind erfolgversprechend (Gangji et al. 1980). Grundsätzlich scheint MBP im Lc unter folgenden Bedingungen nachweisbar zu sein: im Rahmen eines akuten Schubes einer chronischen demyelinisierenden Erkrankung und infolge einer Hirngewebsdestruktion mit akutem Untergang von relativ viel Markscheiden, ein langsamer Abbau führt nicht zu einem Anstieg (Kohlschütter, unveröffentlichte Mitteilung). Von Cohen et al. (1980) wurden allerdings auch bei verschiedenen Formen der Leukodystrophien erhöhte Werte gemessen.

Astroprotein

Astroprotein (glial fibrillary acidic protein) ist ein spezifisches Protein der faserreichen Astrozyten. Es kommt im normalen Hirngewebe vor, *in Gliatumoren* treten jedoch *vermehrt* astroproteinreiche Zellen auf. Dieses Protein kann mittels eines Radioimmunoassays im Lc bestimmt werden (Mori et al. 1975). Der Wert dieser Untersuchung für die Diagnose von Hirntumoren ist noch nicht erwiesen (Mori et al. 1978). Hayakawa et al. (1980) konnten erhöhte Werte nicht nur bei einem Teil von Patienten mit Gliatumoren, sondern auch bei anderen ZNS-Erkrankungen, z. B. bei Meningitis und Hydrozephalus, nachweisen. Liegt das Protein in hoher Konzentration im Lc vor, so kann es in der Agarosegelelektrophorese als schnell wanderndes α-Globulin sichtbar werden (Lowenthal et al. 1978).

S-100-Protein

S-100-Protein kommt im gesamten ZNS sowohl *in Gliazellen* als auch *in Neuronen vor* (Bock 1978). Nach Zelluntergang im ZNS kann deshalb die Freisetzung dieses organspezifischen Proteins in den Lc erwartet werden. Murazio et al. (1977) wiesen dieses Protein mit Hilfe eines Radioimmunoassays im Liquor einiger Patienten mit multipler Sklerose nach. Von Michetti et al. (1980) wurde S-100-Protein mittels eines Mikrokomplementfixationsassays im Lc von Patienten mit verschiedenen neurologischen Erkrankungen bestimmt. Nur falls es zu einer bemerkenswerten Gewebsdestruktion gekommen war (intrakranielle Tumoren, akute Enzephalomyelitis, multiple Sklerose, amyotrophische Lateralsklerose), konnte das Protein im Lc nachgewiesen werden. Es fehlte bei Patienten mit Psychosen und essentieller Epilepsie. Nach Meinung der Untersucher könnte sich dieses Protein als ein spezifischer Indikator einer akuten Gewebsdestruktion im ZNS herausstellen.

3.3 Zusammenfassung

Die quantitativen Elektrophoresemethoden haben es möglich gemacht, das Eiweißmuster normaler Kinder in Abhängigkeit vom Lebensalter zu beschreiben sowie das Eiweißprofil einer Reihe neurologischer Krankheiten zu charakterisieren. Liquorspezifische Proteine wurden aufgedeckt. Von besonderer diagnostischer Bedeutung hat sich der *Nachweis oligoklonaler γ-Globuline als Indikator entzündlicher Prozesse* des ZNS erwiesen. Im Hinblick auf die diagnostische Bedeutung der Befunde muß betont werden, daß selten eine Diagnose allein aufgrund des Liquoreiweiß-Bildes gestellt werden kann. Der *Elektrophoresebefund gibt jedoch wertvolle diagnostische Hinweise* in Ergänzung zu den übrigen Liquorparametern in der Zusammenschau mit dem klinischen Bild. Oft sind mehrere Untersuchungen im Verlauf neurologischer Erkrankungen sehr viel aufschlußreicher als eine Einzeluntersuchung. Die breite diagnostische Anwendung des Nachweises nervengewebespezifischer Proteine im Lc ist bisher noch nicht möglich. Pathologische Werte geben zwar direkte Hinweise auf den Untergang von Neuronen oder Gliazellen, die diagnostische Bedeutung, z. B. zur frühzeitigen Erkennung von Hirntumoren, muß sich noch erweisen. *Diagnostisch von unbestrittenem Wert* ist sicher der *Nachweis* einer erhöhten Liquorkonzentration *des myelinbasischen Proteins* durch akute demyelinisierende Prozesse, insbesondere durch die multiple Sklerose.

Literatur

1. Ansari A, Lipsey A, Nachum R (1979) Cerebrospinal fluid muramidase levels in meningitis. J Pediatr 94 : 752–755
2. Beaty HN, Oppenheimer S (1968) Cerebrospinal fluid lactic dehydrogenase and its isoenzymes in infections of the central nervous system. N Engl J Med 279 : 1197–1202
3. Belsey MA (1969) CSF glutamic oxaloacetic transaminase in acute bacterial meningitis. Am J Dis Child 117 : 288–293
4. Bock E (1973) Non-plasma proteins in cerebrospinal fluid. In: Axelen NH, Kröll J, Weeke B (eds) A manual of quantitative immunoelectrophoresis. Universitetsförlaget, Oslo, pp 119–124
5. Bock E (1978) Nervous system specific proteins. J Neurochem 30 : 7–14
6. Clausen J (1961) Proteins in normal cerebrospinal fluid not found in serum. Proc Soc Exp Biol Med 107 : 170–172
7. Cohen STR, McKhann GM, Guarnieri M (1975) A radioimmunoassay for myelin basic protein and its use for quantitative measurements. J Neurochem 25 : 371–376
8. Cohen STR, Herndon RM, McKhann GM (1976) Radioimmunoassay of myelin basic protein in spinal cord. An index of active demyelination. N Engl J Med 295 : 1455–1457
9. Cohen STR, Brooks BR, Herndon RM, McKhann GM (1980) A diagnostic index of active demyelination: Myelin basic protein in cerebrospinal fluid. Ann Neurol 8 : 25–31
10. Constantopoulos A, Zoumboulakis D, Karaboula K, Matsaniotis N (1977) Cerebrospinal fluid and serum lysozyme activity in bacterial and viral meningitis. Helv Paediatr Acta 32 : 217–220
11. Dick W, Braun OH, Nagel W, Theilmann L (1980) Diagnostische Bedeutung der Laktat- und Lysozymbestimmung im Liquor cerebrospinalis bei Kindern mit Meningitis. Monatsschr Kinderheilkd 128 : 472–475
12. Di Lorenzo N, Palma L, Ferrante L (1977) Cerebrospinal fluid lysozyme activity in patients with central nervous system tumors. Neurochirurgia (Stuttg) 20 : 19–20
13. Felgenhauer K (1980) Protein filtration and secretion at human body fluid barriers. Pfluegers Arch 384 : 9–17
14. Felgenhauer K, Ackermann R, Schliep G (1980) The process dynamics of viral and bacterial diseases of the central nervous system. J. Neurol Sci 47 : 21–34
15. Florez G, Cabeza A, Gonzales JM, Garcia J, Ucar S (1976) Changes in serum and cerebrospinal fluid enzyme activity after head injury. Acta Neurochir (Wien) 35 : 3–13
16. Friemel H (1976) Immunologische Arbeitsmethoden. Fischer, Jena
17. Gangji D, Reaman GH, Cohen STR, Bleyer WA, Poplack DG (1980) Leukoencephalopathy and elevated levels of myelin basic protein in the cerebrospinal fluid of patients with acute lymphoblastic leukemia. N Engl J Med 303 : 19–21
18. Gekle D, Kult J, Roth R (1977) Lysozym and β_2-Mikroglobulin im Liquor gesunder Kinder und bei Kindern mit Erkrankungen des Zentralnervensystems. Klin Wochenschr 55 : 189–191
19. Gekle D, Kult J, Roth R (1980) Untersuchungen über das Verhalten von β_2-Mikroglobulin und Lysozym im Liquor von Kindern mit Meningitis und Krampfleiden. Lab Med 4 : 71–74
20. Gill DG, Brody M (1979) Cerebrospinal fluid immunoglobulins in children. Arch Dis Child 54 : 961–962
21. Hall RT, Kulkarni PB, Sheehan MB, Rhodes PB (1980) Cerebrospinal fluid lactate dehydrogenase in infants with perinatal asphyxia. Dev Med Child Neurol 22 : 300–307
22. Hayakawa T, Morimozo K, Ushio Y, Mori T, Yoshimine T, Myoga A, Mogami H (1980) Levels of astroprotein (an astrozyte-specific cerebroprotein) in cerebrospinal fluid of patients with brain tumors. J Neurosurg 52 : 229–233

23. Hempel K, Schmidt G, Brors W (1980) Basisches Myelinprotein und Antikörper bei Multipler Sklerose und Polyradikulitiden. In: Dommasch D, Mertens HG (Hrsg) Cerebrospinalflüssigkeit. Thieme, Stuttgart, S 99–102
24. Ibsen KK (1980) β_2-microglobulin in cerebrospinal fluid from children with different disease. Acta Paediatr Scand 69 : 633–635
25. Jensen K (1978) Cerebrospinal fluid proteins in neurological diseases. Acta Neurol Scand [Suppl 70] 58 : 7–268
26. Johansson BG (1972) Agarosegel electrophoresis. Scand J Clin Invest 29 : 7–19
27. Kaltiala EH, Heikkinen ES, Karki N, Larmi TKI (1968) Cerebrospinal fluid and serum transaminases and lactic dehydrogenase after head injury. Acta Neurol Scand 44 : 124–129
28. Karitzky D (1979) Das Albumin-IgG-Verhältnis im Liquor bei entzündlichen Erkrankungen des Zentralnervensystems. Klin Paediatr 191 : 453–459
29. Kaufmann P, Thompson EJ (1980) Acrylamidgel-Elektrophorese oligoklonaler Gamma-Globuline bei Multipler Sklerose. In: Dommasch D, Mertens HG (Hrsg) Cerebrospinalflüssigkeit. Thieme, Stuttgart, S 97–99
30. Kaye SB, Bagshawe KD (1979) Chemical markers in spinal fluid for tumours of the central nervous system. In: Whitehouse JMA, Kay HEM (eds) CNS complications of malignant diseases. Macmillan, London, pp 306–323
31. Kleine TO, Merten B (1980) Rapid manual immunoturbidimetric and immunonephelometric assays of prealbumin, albumin, IgG, IgA and IgM in cerebrospinal fluid. J Clin Chem Clin Biochem 18 : 245–254
32. Kohlschütter H (1978) Myelin basic protein in cerebrospinal fluid from children. Eur J Pediatr 127 : 155–161
33. Kohlschütter A, Reiber HO, Bauer H (1980) Myelin basic protein in cerebrospinal fluid as an indicator of MS process activity. In: Triltsch K (ed) Progress in multiple sclerosis. Springer, Berlin Heidelberg New York, pp 135–136
34. Krause HD, Wisser H (1975) Normalbereich des Gesamteiweißes und der Eiweißfraktionen des Liquor cerebrospinalis bei Kindern. Z Klin Chem Klin Biochem 13 : 137–142
35. Laurell CB (1972) Electroimmunoassay. Scand J Clin Lab Invest [Suppl 124] 29 : 21–37
36. Liappis N, Jäckel A (1976) Normalbereich der mittels radialer Immundiffusion bestimmten Albumin- und IgG-Konzentration im Liquor cerebrospinalis von Kindern. Klin Paediatr 188 : 267–270
37. Löfberg H, Grubb AO, Sveger T, Olsson JE (1980) The cerebrospinal fluid and plasma concentrations of γ-trace and β_2-microglobulin at various ages and in neurological disorders. J Neurol 223 : 159–170
38. Lowenthal A, Noppe M, Gheuens J, Karcher D (1978) α-albumin (glial fibrillary acidic protein) in normal and pathological human brain and cerebrospinal fluid. J Neurol 219 : 87–91
39. Mancini G, Carbonera AO, Heremans JF (1965) Immunochemical quantitation of antigens by single radial immunodiffusion. Immunochemistry 2 : 235–254
40. Mathias D (1980) Phosphohexose isomerase in cerebrospinal fluid in meningitis. Eur J Pediatr 134 : 75–78
41. Maurer J, Rieder HP (1978) Totalprotein and elektrophoretische Proteinfraktionen des Liquors im Kindesalter. Schweiz Med Wochenschr 108 : 1854–1860
42. Mavligit GM, Stuckey SE, Cabanillas FF, Keating MJ, Tourtellotte W, Schold SC, Freireich EJ (1980) Diagnosis of leukemia or lymphoma in the central nervous system by β_2-microglobulin determination. N Engl J Med 303 : 718–722
43. Michetti F, Massaro A, Russo G, Rigon G (1980) The S-100 antigen in cerebrospinal fluid as a possible index of cell injury in the nervous system. J Neurol Sci 44 : 259–263
44. Mietens C, Quarcoo H (1977) Immunglobulin-Konzentration im Liquor bei Kindern. Klin Paediatr 189 : 151–154

66. Siemes H, Siegert M, Aldenhoff P (1979b) Occurence of M-proteins in the CSF of a child with a prolonged meningococcal meningitis. J Clin Lab Immunol 2 : 31–36
67. Siemes H, Tritschler J, Paul F, Siegert M (1980a) Diagnose entzündlicher Erkrankungen des ZNS im Kindesalter mit Hilfe der Liquoreiweißelektrophorese. Klin Paediatr 192 : 217–228
68. Siemes H, Siegert M, Hanefeld F (1980b) Diagnose subakut und chronisch verlaufender viraler Infektionen des ZNS mit Hilfe der Liquoreiweißelektrophorese. Monatschr Kinderheilkd 128 : 250–252
69. Siemes H, Siegert M, Hanefeld F (1981) Occurrence of oligoclonal gammaglobulin in the CSF of children with prolonged and chronic CNS infections. Acta Paediatr Scand 70 : 91–100
70. Siemes H, Sievers C, Siegert M, Hanefeld F, Scheffner D, Riehm H (to be published b) Das Verhalten des Liquorproteinprofils bei Kindern mit Hirntumoren im Bereich des Hirnstamms und der hinteren Schädelgrube. Neuropaediatrie [Suppl]
71. Siemes H, Rating D, Siegert M, Hanefeld F, Müller S, Gadner H, Riehm H (1980^c) Changes of CSF-protein pattern in children with acute lymphoblastic leukemia during induction therapy (West-Berlin Protocol). Med Pediatr Oncol 8 : 25–34
72. Similä S, Heikkinen E, Blanco G, Taskinen PJ, Kouvalainen K, Lanning M, Saukkonen AL (1977) Brain damage in relation to irradiation and chemotherapy of central nervous system. Lancet I : 1000–1001
73. Statz A, Wenzel D, Felgenhauer K (1979) Blut-Liquor-Schranke und lokale Immunantwort im Verlauf von Meningitiden im Kindesalter. Neuropaediatrie 10 : 281–289
74. Trotter JL, Huss B, Blank WP, O'Connell K, Hagan S, Shearer WT, Agrarwal HC (1978) Myelin basic protein in CSF and normal and pathological brains. Trans Am Soc Neurochem 9 : 59–64
75. Wenzel D, Felgenhauer K (1976) The development of the blood-CSF barrier after birth. Neuropaediatrie 7 : 175–181
76. Whitaker JN, Lisak RP, Bashir RM, Fitch OH, Seyer JM, Krance R, Lawrence JA, Chien LT, O'Sullivan P (1980) Immuno reactive myelin basic protein in the cerebrospinal fluid in neurological disorders. Ann Neurol 7 : 58–64

45. Mori T, Morimozo K, Ushio Y, Hayakawa T, Mogami H (1975) Radioimmunoassay of astroprotein (an astrocytespecific cerebroprotein) in cerebrospinal fluid from patients with glioma – A preliminary study. Neurol Med Clin Tokyo 15 : 23–35
46. Mori T, Morimozo K, Hayakawa T, Ushio Y, Mogami H, Segikuchi K (1978) Radioimmunoassay of astroprotein (an astrocyte-specific cerebroprotein) in cerebrospinal fluid and its clinical significance. Neurol Med Chir 18 : 25–31
47. Murazio M, Massaro A, Michetti F (1977) A brainspecific protein (S-100 protein) in cerebrospinal fluid of multiple scleroses patients. 6th Int Meet Int Soc Neurochem p 324: (Abstr)
48. Nelson PV (1979) Textbook of Pediatrics. Saunders Philadelphia
49. Nelson PV, Carey WF, Pollard AC (1975) Diagnostic significance and source of lactate dehydrogenase and its isoenzymes in cerebrospinal fluid of children with a variety of neurological disorders. J Clin Pathol 28 : 828–833
50. Osserman EF, Lawlor DP (1966) Serum and urinary lysozyme (muramidase) in monocytic and monomyelocytic leukemia. J Exp Med 124: 921–952
51. Palfreyman JW, Thomas DGT, Ratcliffe JG (1978) Radioimmunoassay of human myelin basic protein in tissue extract, cerebrospinal fluid and serum and its clinical application to patients with head injury. Clin Chim Acta 82 : 259–270
52. Peterson PA, Sege K, Amundi H (1976) β_2-microglobulin on the cell surface. Acta Clin Belg [Suppl 8] 31: 5
53. Prange H, Kohlschütter A, Ritter G (im Druck) Basisches Myelinprotein im Liquor cerebrospinalis bei Neurosyphilis. Dtsch Med Wochenschr
54. Rating D, Siemes H, Siegert M, Gadner H, Hanefeld F, Riehm H (1979) CSF-protein pattern before and during induction therapy of acute lymphoblastic leukemia. Neuropaediatrie [Suppl] 10 : 444–445
55. Reitamo S, Klockas M (1976) Lysozyme activity in cerebrospinal fluid. Acta Med Scand 199 : 321–325
56. Ronquist G, Frithz G, Ericsson P, Hugosson R (1977) Malignant brain tumours associated with adenylate kinase in cerebrospinal fluid. Lancet I : 1284–1286
57. Savory J, Brody JP (1979) Measurement and diagnostic value of cerebrospinal fluid enzymes. Ann Clin Lab Sci 9 : 68–79
58. Schliep G, Felgenhauer K (1978) Serum-CSF protein gradients, the blood-CSF barrier and the local immune response. J Neurol 218 : 77–96
59. Schliep G, Rapic N, Felgenhauer K (1974) Quantitation of high-molecular proteins in cerebrospinal fluid. Z Klin Chem Klin Biochem 12 : 367–369
60. Siegert M, Siemes H (1977) Agarose gel electrophoresis of cerebrospinal fluid proteins and analysis of the pherogram profiles by an analog computer. J Clin Chem Clin Biochem 15 : 635–644
61. Siemes H, Siegert M, Rating D (1975) Das Liquorproteinprofil normaler Kinder und seine Abhängigkeit vom Lebensalter. Untersuchungen mittels CAF- und Agarose-Gel-Elektrophorese. Neuropaediatrie 6 : 383–397
62. Siemes H, Siegert M, Rating D, Hanefeld F (1976) Protein patterns of the cerebrospinal fluid in children with cerebral palsy. Neuropaediatrie 7 : 271–282
63. Siemes H, Siegert M, Hanefeld F, Kölmel HW, Paul F (1977) Oligoclonal gammaglobulin banding of cerebrospinal fluid in patients with subacute sclerosing panencephalitis. J Neurol Sci 32 : 395–409
64. Siemes H, Siegert M, Hanefeld F (1978) Febrile convulsions and blood-cerebrospinal fluid barrier. Epilepsia 19 : 57–66
65. Siemes H, Siegert M, Hanefeld F (1979 a) Erhöhte Permeabilität der Blutliquorschranke als Hinweis auf ein Hirnödem nach prolongierten Krampfanfällen. In: Doose H, Großselbeck G (Herg) Epilepsie. Thieme, Stuttgart, S 85–91

Aus der Reihe

Pädiatrie: Weiter- und Fortbildung

Herausgeber: H. Ewerbeck

Infektionskrankheiten

Redaktion: O. Vivell
Unter Mitarbeit von F. Bläker, D. Feist, W. Klietmann,
T. Luthardt, W. Weihmann, E. Zillessen

1980. IX, 94 Seiten
Gebunden DM 19,80
ISBN 3-540-10108-X

Inhaltsübersicht: Virusenteritis durch Rota-Viren: Definition. Experimentelle Ergebnisse. HRV-Infektionen beim Menschen. – Infektiöse Hepatitis: Nachweis der Hepatitisviren. Neue Erkenntnisse zur Hepatitis A. Neue Erkenntnisse zur Hepatitis B. – Anwendung von Immunglobulinpräparaten zur Hepatitisprophylaxe: Vorbemerkungen. Grundlagen der Hepatitisprophylaxe. – Tollwut: Epidemiologie. Ätiologie. Pathogenese. Klinik. Diagnose. Therapie. Übertragung der Tollwut von Mensch zu Mensch. – Quarantäne. Meldepflicht. – Infektiöse Mononucleose (IM). – Cytomegalie. – Yersiniosen im Kindesalter: Vorkommen, Häufigkeit, Klinik. Infektionsquellen, Infektionswege, Immunität. Spezielle bakteriologische und serologische Diagnostik. Pathogenese, Modellversuche. Histologie, Prognose und Therapie.

Gastroenterologie

Redaktion: R. Grüttner
Unter Mitarbeit von zahlreichen Fachwissenschaftlern

1980. 6 Abbildungen, 11 Tabellen. X, 146 Seiten
DM 24,80
ISBN 3-540-10087-3

Inhaltsübersicht: Diagnostik: Röntgendiagnostik. Ultraschalldiagnostik in der pädiatrischen Gastroenterologie. Endoskopie in der gastroenterologischen Diagnostik bei Kindern. – Verdauungsinsuffizienzen: Zur Pathophysiologie der Gallensäuren. Pathophysiologie der gastrointestinalen Hormone. α_1-Antitrypsinmangel. Störungen der intestinalen Lactoseresorption. Pankreasinsuffizienz und Pankreatitis bei Kindern. – Darmkrankheiten: Colitis ulcerosa und Colitis granulomatosa (Morbus Crohn) im Kindesalter. Cöliakie: Definition, Ätiologie und Pathogenese. Damrtuberkulose. – Verschiedenes: Chirurgische Behandlung der chronischen Obstipation im Kindesalter. Acrodermatitis enteropathica (A.e.) (Brandt-Syndrom, Danbolt-Closs-Syndrom).

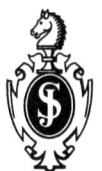

Springer-Verlag
Berlin
Heidelberg
New York

H. Ewerbeck
Differentialdiagnose von Krankheiten im Kindesalter
Ein Leitfaden für Klinik und Praxis
1976. 28 Tabellen. XIII, 263 Seiten
Gebunden DM 48,–
ISBN 3-540-07527-5

R. Gaedeke
Diagnostische und therapeutische Techniken in der Pädiatrie
3., neubearbeitete Auflage. 1980. 278 Abbildungen. XIII, 201 Seiten
DM 48,–
Bei einer Mindestabnahme von 20 Exemplaren beträgt der Preis pro Exemplar DM 38,40
ISBN 3-540-09930-1

W. Gobiet
Grundlagen der neurologischen Intensivmedizin
1980. 38 Abbildungen, 46 Tabellen.
XII, 205 Seiten (Kliniktaschenbücher)
DM 29,80
ISBN 3-540-10133-0

Kinderheilkunde
Herausgeber: G.-A. von Harnack
Unter Mitarbeit zahlreicher Fachwissenschaftler
5., neubearbeitete Auflage. 1980. 188 Abbildungen, 58 Tabellen. XIV, 402 Seiten
DM 48,–
ISBN 3-540-09603-5

Klinische Sozialpädiatrie
Ein Lehrbuch der Entwicklungs-Rehabilitation im Kindesalter
Herausgeber: T. Hellbrügge
Unter Mitarbeit zahlreicher Fachwissenschaftler
1981. 106 Abbildungen, 46 Tabellen.
XVIII, 626 Seiten
Gebunden DM 118,–
ISBN 3-540-10355-4

Lehrbuch der speziellen Kinder- und Jugendpsychiatrie
Von H. Harbauer, R. Lempp, G. Nissen, P. Strunk
4., neubearbeitete und erweiterte Auflage.
1980. 54 Abbildungen, 12 Tabellen.
XVI, 535 Seiten
Gebunden DM 124,–
ISBN 3-540-10187-X

Pathologische Erregbarkeit des Nervensystems und ihre Behandlung
Membranfunktion, Neurotransmitter und Hirnpeptide bei Epilepsien, extrapyramidalmotorischen, neuromuskulären und neuroendokrinen Erkrankungen
1980. 208 Abbildungen, 97 Tabellen.
725 Seiten (23 Seiten in Englisch)
(Verhandlungen der Deutschen Gesellschaft für Neurologie, Band 1)
DM 128,–
ISBN 3-540-10214-0

Therapie der Krankheiten des Kindesalters
Herausgeber: G.-A. von Harnack
Mit Beiträgen zahlreicher Fachwissenschaftler
2., völlig neubearbeitete Auflage. 1980. 15 Abbildungen, 203 Tabellen. XIII, 991 Seiten
Gebunden DM 128,–
ISBN 3-540-09912-3

Springer-Verlag
Berlin
Heidelberg
New York

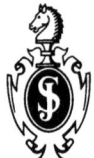

MIX
Papier aus verantwortungsvollen Quellen
Paper from responsible sources
FSC® C105338

If you have any concerns about our products,
you can contact us on
ProductSafety@springernature.com

In case Publisher is established outside the EU,
the EU authorized representative is:
**Springer Nature Customer Service Center GmbH
Europaplatz 3, 69115 Heidelberg, Germany**

Printed by Libri Plureos GmbH
in Hamburg, Germany